现代著名老中医名著重刊丛书第十一辑

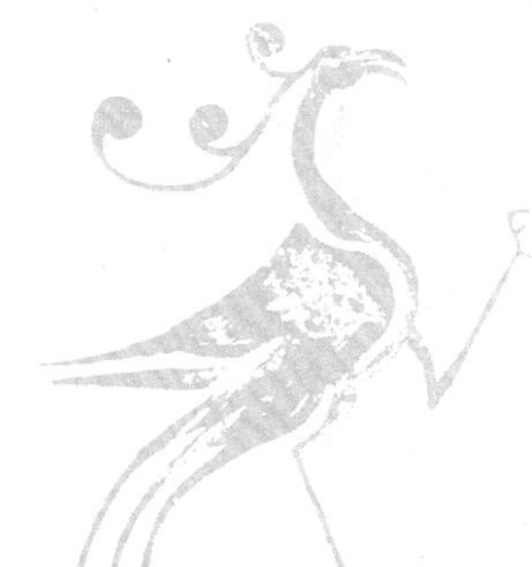

董德懋

内科经验集

主　编　徐凌云　高荣林
编　委　徐凌云　高荣林　提桂香
李　平　董志华　董　华
朱　姝

人民卫生出版社

图书在版编目（CIP）数据

董德懋内科经验集 / 徐凌云，高荣林主编 .—北京：人民卫生出版社，2015

（现代著名老中医名著重刊丛书 . 第 11 辑）

ISBN 978-7-117-20812-3

Ⅰ. ①董…　Ⅱ. ①徐…　②高…　Ⅲ. ①中医内科学 - 临床医学 - 经验 - 中国 - 现代　Ⅳ. ①R25

中国版本图书馆 CIP 数据核字（2015）第 112496 号

人卫社官网	**www.pmph.com**	**出版物查询，在线购书**
人卫医学网	**www.ipmph.com**	**医学考试辅导，医学数据库服务，医学教育资源，大众健康资讯**

现代著名老中医名著重刊丛书第十一辑

董德懋内科经验集

主　　编： 徐凌云　高荣林

出版发行： 人民卫生出版社（中继线 010-59780011）

地　　址： 北京市朝阳区潘家园南里 19 号

邮　　编： 100021

E - mail： pmph @ pmph.com

购书热线： 010-59787592　010-59787584　010-65264830

印　　刷： 北京虎彩文化传播有限公司

经　　销： 新华书店

开　　本： 850 × 1168　1/32　　**印张：** 8　　**插页：** 2

字　　数： 200 千字

版　　次： 2015 年 10 月第 1 版　2024 年 12 月第 1 版第 5 次印刷

标准书号： ISBN 978-7-117-20812-3/R · 20813

定　　价： 29.00 元

打击盗版举报电话：010-59787491　E-mail：WQ @ pmph.com

（凡属印装质量问题请与本社市场营销中心联系退换）

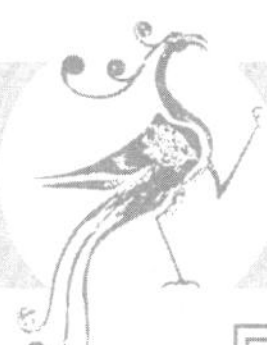

董德懋简介

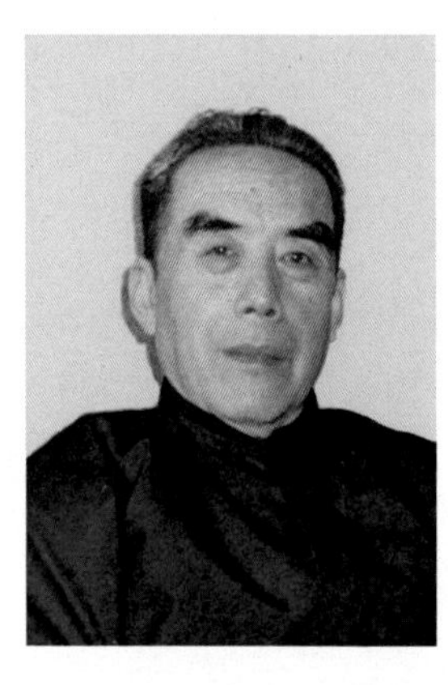

董德懋(1912—2002),字乃兴,笔名林茅。中国中医研究院资深研究员,广安门医院主任医师,《中医杂志》名誉主编、编审,北京中医学会顾问,研究生和师承制导师,1990年首批获国务院颁发的政府特殊津贴。精通经典,医术精湛,针药并施,研究气功,擅长中医内、儿、针灸各科,是全国著名中医内科学家、针灸学家、中医编辑学家。

1937年华北国医学院毕业后,在施今墨诊所襄理业务。

1941年在北京悬壶济世,有“北京四小名医”之誉。曾任北京中医学会(中华中医学会前身)副主任委员,中华医学会理事,中华儿科学会常务理事,《中华医学杂志》常务编委,全国中医学会常务理事,全国针灸学会副会长,《中医杂志》主编,中国中医研究院专家委员会委员、专家咨询委员会委员。

在学术上崇尚脾胃学说,结合自己丰富的临床经验,逐渐形成了独具特色的以脾胃学说为中心的学术思想。遣方用药倡导平和,强调脾胃病“药量宜轻,用药宜精,重病轻取,用效通神”。重视肝脏对脾胃的影响,善用疏肝理脾法,并指导病人摄生。对于疑难大症,注重整体,辨证论治,并配合站桩功,疗效显著。同时擅长针灸,造诣颇深,针药并施,在京津一带有“金针董德懋”

之赞誉。

主要著作有《中医基础学讲义》、《中医药物学讲义》、《中医对痢疾的认识与治疗》、《医论医话荟要·董德懋医话》、《中国名老中医药专家经验集·精于脾胃学说的董德懋》，绘制《针灸铜人图》，翻译《针灸经穴概要》，在《中医杂志》等期刊发表学术文章百余篇。

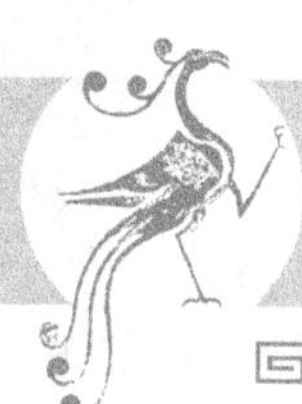

出版说明

自 20 世纪 60 年代开始，我社先后组织出版了一些著名老中医经验整理著作，包括医案、医论、医话等。半个世纪过去了，这批著作对我国现代中医学术的发展发挥了积极的推动作用，整理出版著名老中医经验的重大意义正在日益彰显。这些著名老中医在我国近现代中医发展史上占有重要地位。他们当中的代表如秦伯未、施今墨、蒲辅周等著名医家，既熟通旧学，又勤修新知；既提倡继承传统中医，又不排斥西医诊疗技术的应用，在中医学发展过程中起到了承前启后的作用。他们的著作多成于他们的垂暮之年，有的甚至撰写于病榻之前。无论是亲自撰述，还是口传身授，或是由其弟子整理，都集中反映了他们毕生所学和临床经验之精华。诸位名老中医不吝秘术，广求传播，所秉承的正是力求为民除瘼的一片赤诚之心。诸位先贤治学严谨，厚积薄发，所述医案，辨证明晰，治必效验，具有很强的临床实用性，其中也不乏具有创造性的建树；医话著作则娓娓道来，深入浅出，是学习中医的难得佳作，为不可多得的传世之作。

由于原版书出版的时间已久，今已很难见到，部分著作甚至已成为中医读者的收藏珍品。为促进中医临床和中医学术水平的提高，我社决定将部分具有较大影响力的名医名著编为《现代著名老中医名著重刊丛书》并分辑出版，以飨读者。

第一辑　收录 13 种名著

《中医临证备要》
《施今墨临床经验集》
《蒲辅周医案》
《蒲辅周医疗经验》
《岳美中论医集》
《岳美中医案集》
《郭士魁临床经验选集——杂病证治》
《钱伯煊妇科医案》
《朱小南妇科经验选》
《赵心波儿科临床经验选编》
《赵锡武医疗经验》
《朱仁康临床经验集——皮肤外科》
《张赞臣临床经验选编》

第二辑　收录 14 种名著

《中医入门》
《章太炎医论》
《冉雪峰医案》
《菊人医话》
《赵炳南临床经验集》
《刘奉五妇科经验》
《关幼波临床经验选》
《女科证治》
《从病例谈辨证论治》
《读古医书随笔》
《金寿山医论选集》
《刘寿山正骨经验》
《韦文贵眼科临床经验选》
《陆瘦燕针灸论著医案选》

第三辑　收录 20 种名著

《内经类证》
《金子久专辑》
《清代名医医案精华》
《陈良夫专辑》
《清代名医医话精华》
《杨志一医论医案集》
《中医对几种急性传染病的辨证论治》
《赵绍琴临证 400 法》
《潘澄濂医论集》
《叶熙春专辑》
《范文甫专辑》
《临诊一得录》
《妇科知要》
《中医儿科临床浅解》
《伤寒挈要》

《金匮要略简释》
《金匮要略浅述》
《温病纵横》
《临证会要》
《针灸临床经验辑要》

第四辑　收录 6 种名著

《辨证论治研究七讲》
《中医学基本理论通俗讲话》
《黄帝内经素问运气七篇讲解》
《温病条辨讲解》
《医学三字经浅说》
《医学承启集》

第五辑　收录 19 种名著

《现代医案选》
《泊庐医案》
《上海名医医案选粹》
《治验回忆录》
《内科纲要》
《六因条辨》
《马培之外科医案》
《中医外科证治经验》
《金厚如儿科临床经验集》
《小儿诊法要义》
《妇科心得》
《妇科经验良方》
《沈绍九医话》
《著园医话》
《医学特见记》
《验方类编》
《应用验方》
《中国针灸学》
《金针秘传》

第六辑　收录 11 种名著

《温病浅谈》
《杂病原旨》
《孟河马培之医案论精要》
《东垣学说论文集》
《中医临床常用对药配伍》
《潜厂医话》
《中医膏方经验选》
《医中百误歌浅说》
《中药炮制品古今演变评述》
《赵文魁医案选》
《诸病源候论养生方导引法研究》

第七辑　收录15种名著

《伤寒论今释》
《金匮要略今释》
《金匮篇解》
《罗元恺论医集》
《中药临床生用与制用》
《清代宫廷医话》
《常见病验方选编》
《新编经验方》
《伤寒论类方汇参》
《杂病论方证捷咏》
《中医实践经验录》
《中药的配伍运用》
《针灸歌赋选解》
《清宫代茶饮精华》
《中医验方汇编第一辑》

第八辑　收录11种名著

《龚志贤临床经验集》
《陆银华治伤经验》
《经外奇穴纂要》
《现代针灸医案选》
《正骨经验汇萃》
《伤寒论针灸配穴选注》
《读书教学与临症》
《常见眼病针刺疗法》
《风火痰瘀论》
《小儿推拿学概要》
《儿科针灸疗法》

第九辑　收录11种名著

《书种室歌诀二种》
《干祖望医话》
《班秀文妇科医论医案选》
《清宫外治医方精华》
《祝谌予经验集》
《细辛与临床》（附　疑难重奇案七十三例）
《女科方萃》
《名老中医带教录》
《疑难病证治》
《清宫药引精华》
《疑难病证思辨录》

第十辑　收录7种名著（刘渡舟医书七种）

《伤寒论十四讲》
《伤寒论通俗讲话》

《伤寒论诠解》　《新编伤寒论类方》
《经方临证指南》　《金匮要略诠解》
《肝病证治概要》

第十一辑　收录8种名著

《董德懋内科经验集》　《金针王乐亭经验集》
《何任医论选》　《月经病中医诊治》
《黎炳南儿科经验集》　《黄绳武妇科经验集》
《干祖望耳鼻喉科医案选粹》　《中医美容笺谱精选》

这些名著大多于20世纪60年代前后至90年代在我社出版，自发行以来一直受到广大读者的欢迎，其中多数品种的发行量达到数十万册，在中医界产生了很大的影响，对提高中医临床诊疗水平和促进中医事业发展起到了极大的推动作用。

为使读者能够原汁原味地阅读名老中医原著，我们在重刊时尽可能保持原书原貌，只对原著中有欠允当之处及疏漏等进行必要的修改。为不影响原书内容的准确性，避免因换算等造成的人为错误，对部分以往的药名、病名、医学术语、计量单位、现已淘汰的临床检测项目与方法等，均未改动，保留了原貌。对于原著中犀角、虎骨等现已禁止使用的药品，本次重刊也未予改动，希冀读者在临证时使用相应的代用品。

人民卫生出版社
2015年9月

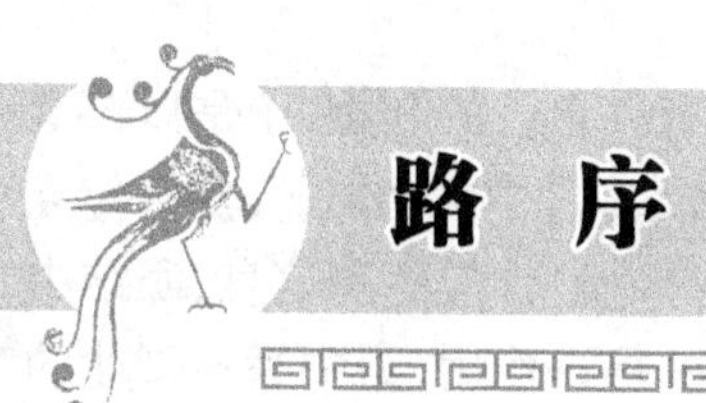

路 序

最近，国务院颁发了《中华人民共和国中医药条例》。这是1982年《中华人民共和国宪法》规定“发展现代医药和我国传统医药”以来，我国在中医立法方面的大步骤。继承和发展中医药，保障和促进中医药的发展，保护人民健康，纳入了国家法制轨道，有了具体的法律保障。我们为之欢欣鼓舞。中医药学的继承和发展，历来争论颇多。我以为继承是基础，是发展的条件；发展是方向，是继承的目的。继承和发展，是一组矛盾，又是相辅相成的。正确处理好继承和发展的关系，才能促进中医药的现代化。发展中医药，继承是基础，继承是关键。继承搞不好，发展就成了无源之水，无本之木。记得2001年初，我们相继送走了董建华、赵绍琴、刘渡舟三位中医界的泰斗，悲痛和震惊之余，也使我们更加认识到了继承甚至抢救名老中医经验的重要性和紧迫性。2001年底，经过多方努力，广安门医院为董德懋老和我的学术经验继承整理课题正式立项。岁月无情，董老又驾鹤仙逝了，我嘱托董老的学术继承人徐凌云和我的学生高荣林主任医师，一定要抓紧抓好董老学术思想和经验的继承整理工作。今天终于看到《董德懋内科经验集》，确如我愿，甚感欣慰。

我和董老相识、相熟、相知，已经50余年。建国初期，董老积极响应政府号召，组建联合诊所，并与赵树屏先生筹办北京中医学会做了大量工作，当时尚未成立全国中医学会，国家卫生部凡有大的中医学术和行政会议，各地来京代表和专家，全由北京中医学会接待。鉴于当时急需有一自己的刊物，于是以董老为首创办了《北京中医月刊》(后改名为《中医杂志》)，在宣传党的中医政策、介绍各家学术与医疗经验、传递医药信息、团结中西医、交流学术等方面，起到很大的促进作用，为中医药事业的发展做出了较大贡献。半个世纪的交往，我们同行、同道、同心。董老为医根基雄厚，知识渊博，医术精湛，针药并施；董老为业医德高尚，广渡慈航；董老为人恬淡寡欲，不计名利，待人诚恳，温厚谦和，大有长者风度，深受广大中医同人钦敬！在培育新秀、奖掖后学方面，更是呕心沥血、不遗余力。读者可以从《董德懋内科经验集》中，领略董老的学术思想、临床经验、治学态度和奋斗精神。今天，在董老去世一周年之际，编成是集，早日问世，足见其学术继承人徐凌云主任医师尊师重道，不忘师泽的高尚学风，是对老师的最好纪念，也是继承发扬董老学术思想和宝贵经验的最好体现。董老地下有知，当含笑九泉矣，是为序。

路志正于北京怡养斋

2003年7月

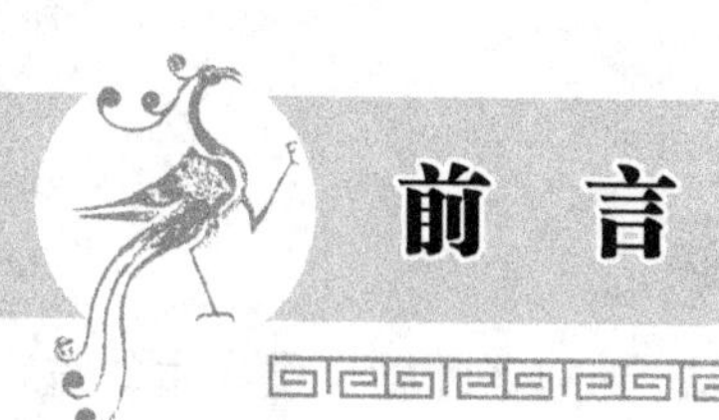

前 言

董德懋老师是全国著名中医内科学家、针灸学家、中医编辑学家。我仰慕董老高尚的医德和精湛的医术，1982年起随董老学习，1991年正式拜师，成为董老的学术继承人。现就董老调理脾胃为中心的学术思想渊源探讨如下。

一、清解外邪学术思想溯源

董老清解外邪的学术思想，启源于老师施今墨先生对外感病的认识。施老治疗外感病，擅用清解法。他说："吾侪治疗外感病，首宜辨明表里、寒热、虚实，则层次分明。表病不可只知发汗，且应注意清里。"根据表里病情的不同，合理配伍解表和清里药物。治疗感染性发热疾病常用银翘散、桑菊饮加减，宣散风热，清热解毒。董老清解外邪的学术思想，继承了施老的学术思想和临床经验，并有所发展。

董老从伤寒、温病学派之争入手，深入研究了《内经》热病的理论，认为伤寒和温病均来源于此，而又各有所长，互为补充，共同组成了中医学外感温热病的理论体系。《伤寒论》是张仲景对汉代以前中医治疗外感病的经验总结，温病学说则是后世医家对《伤寒论》的继承和发展。无论伤寒和温病学说，其中心都在于辨证论治。董老熔伤寒和温病为一体，尤其推崇刘河间"六气皆能化火"之说及叶天士《外感温热篇》"温邪上受，首先犯肺"的论点。董老继承《内经》、《伤寒论》、《温病条辨》理论，谨遵施今墨老师的认识，结合自己数十年的经验，逐渐形成了他清解外邪的学术思想。

二、调理脾胃学术思想溯源

董老调理脾胃学术思想的形成，受到老师施今墨先生的重要影响。董老在施今墨先生亲自教诲下，耳濡目染，心领神会，反复验证，继承了施老的学术经验。施老对内伤病的治疗重视调理脾胃，以疏脾、运脾、醒脾为法，培补后天之本。施老疏脾、运脾、醒脾法，培补后天之本的学术经验，是董老调理脾胃学术思想的源头。

董老调理脾胃学术思想的形成和发展有一个从理论到实践，从实践到理论的过程。脾胃病证在临床常见，董老用补中益气汤治疗脾胃虚弱、中气下陷的内伤发热，取得良好的效果。其后又发现许多病人在治疗发热的过程中，其他症状也随之痊愈。这引起董老的重视，遂留心观察，记录整理，汇集成册。嗣后更活用补中益气法，配以他法，灵活化裁，治疗痔疮、便血、脱肛、习惯性流产、久泻等病证亦取良效。董老从补中益气汤的应用开始，反复阅读《内外伤辨惑论》、《脾胃论》、《兰室秘藏》，特别是《脾胃论》，大量引证《素问》、《灵枢》经文，阐畅脾胃学说，发难解惑，倡升降理论，制补中升阳诸方，从中得到启发。由此董老重点从脾胃生理、病理、病症、治法、方剂、药物等各方面，对脾胃学说进行了深入系统的研究，上溯《内》、《难》、《金匮》、《伤寒》等经典著作，下及金、元、明、清各家之说，撷取众家之长，融会贯通，冶为一炉，奠定了董老调理脾胃学术思想的基础。董老尤其赞赏《金匮要略》"四季脾旺不受邪"和《慎斋遗书》"治病不愈，寻到脾胃而愈者颇多"的论述，并联系实际，运用于临床。数十年来，董老孜孜追求，锲而不舍，从理论与临床相结合入手，悉心体察，反复推敲，总结经验，吸取教训，终至今日得心应手，出神入化。其调理脾胃学术思想逐渐成熟，调理脾胃法也自成体系。

三、调气积精全神学术思想溯源

董老受施今墨先生的薰陶，早年对气功的理论即有所涉猎。其后对董老调气积精全神学术思想有较大影响的人物有3位。一是曾任全国佛教协会副主席的巨赞法师，他15岁患肺结核，咯血不止，消瘦羸弱，众医束手，后修炼气功，调气积精全神，得以痊愈；另两位是马寅初先生和蒋维乔先生，他们长期坚持气功锻炼，祛病延年，达到高寿90余岁。董老钻研气功，从自身患病，久治不愈开始。30多年前，董老患高血压病，头晕、目眩、头疼，血压260~270/120~155mmHg，中西医药治疗日久，均无明显疗效。百般无奈，开始研究气功，冀以调治。董老行站桩功，每天坚持早中晚练功3次，每次30~40分钟，终于治好了自己的高血压病。后坚持气功锻炼，毫不松懈，受益匪浅，体会颇深。

董老钻研气功理论，上及《内经》，下及各家学说，其中特别赞赏《素问·上古天真论》“呼吸精气，独立守神，肌肉若一”，“积精全神，游行天地之间，视听八达之外”，及《勿药元诠》中调息、养生颂和小周天等认识，结合站桩功，自治救人，形成了他调气积精全神的学术思想。

我随师学习，获益匪浅。此次有幸系统整理恩师医道、医术，谨以此书缅怀恩师董德懋先生！

学生　徐凌云

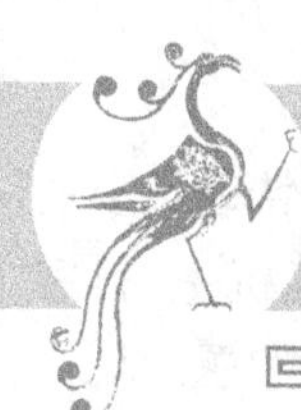

整理说明

1. 董德懋临床经验的继承整理研究是中国中医研究院广安门医院科研课题，2001 年 10 月立项。2002 年 7 月董老仙逝，我们化悲痛为力量，夜以继日抓紧工作。现《董德懋内科经验集》终于完稿，董老未能亲睹，遗为憾事。

2. 本书收集整理了董老历年发表的有关文章、讲稿、心得笔记、学生整理的临床经验，按学术思想、临床经验、医案医话、针灸气功、基础诊察等，厘为五篇，由董老的学术继承人徐凌云主任医师最终审定。

3. 董老曾任全国针灸学会副会长，在施今墨诊所襄理业务起即擅针灸，绘制《针灸铜人图》，翻译《针灸经穴概要》，京津有“金针董德懋”之誉。本书节录《中国医药月刊》经穴学篇部分章节，以反映其学术见解。董老研究气功理论，做站桩功，并运用临床，治病调神，屡起沉疴。本书收载其部分气功笔记、站桩心得和运用气功医案以示大略，合为针灸气功篇。

4. 董老注重基础，归纳为简要纲领，执简驭繁，重视脏腑关系，基础诊察篇反映了其特点，对后学有所裨益。董老毕生从事中医期刊的编辑，创办《中国医药月刊》、《中华医药杂志》，主编《北京中医月刊》、《中医杂志》。有关文章反映了董老的学术观点和奋斗历程，汇为附篇。

5. 由于本书收集的文章大多成文时间较早，以及当时对某些相关医学知识的中西医认识与交流的局限性，部分病名及医学用语与现今规范用语有所不同，且董老已经去世，现已较难考证。整理过程中尽量规范,不宜修改者则保留其原貌。

6. 本书承蒙全国著名老中医路志正老师作序,特表示衷心的感谢!对广安门医院领导、科研处、照相室、计算机室、打字室、护理部及周姣媚等同志对课题的帮助和支持,表示感谢!

编　者

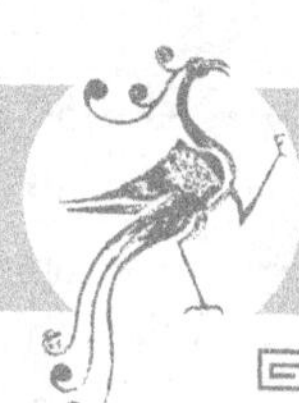

目 录

第一篇 学术思想篇

第二篇 临床经验篇

第三篇　医案医话篇

第四篇 针灸气功篇

第五篇 基础诊察篇

附篇　其他

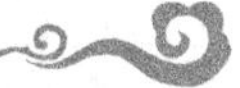

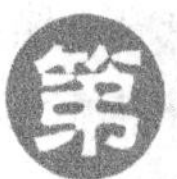

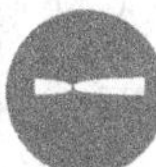

学术思想篇

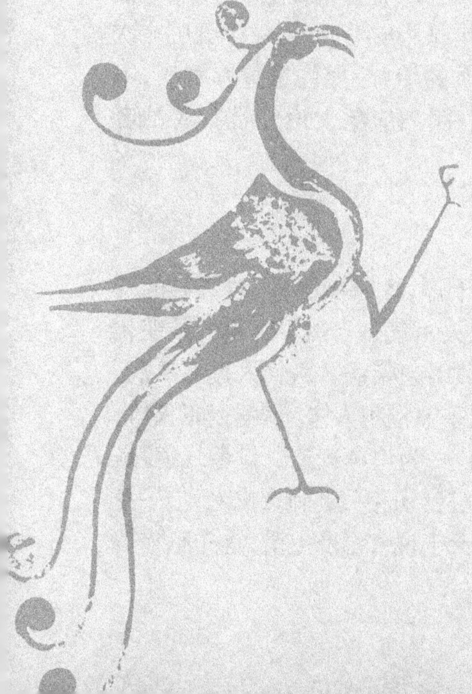

清解外邪学术思想

疾病分为外感和内伤两大类。中医对外感病的认识,肇端于《内经》,成熟于《伤寒论》,发展于温病诸家。清解外邪的理论,是中医对外感病认识的继承和发挥,指导着我们认识外感病,治疗外感病。

一、善治者治皮毛

天地之邪气,感则害人致病。因邪从外来,故统称为外感病。六淫四时常在,外感致病恒多。外感初起,病邪轻浅,至其传变入里,则变化颇多,为害亦甚。正如《素问·缪刺论》所说:"夫邪之客于形也,必先舍于皮毛,留而不去,入舍于孙脉,留而不去,入舍于络脉,留而不去,入舍于经脉,内连五脏,散于肠胃,阴阳俱感,五脏乃伤。此邪从皮毛而入,极于五脏之次也。"治疗外感病,贵在早期及时的治疗,要注重宣肺解表,不使外邪入里变化为害,即《素问·阴阳应象大论》所谓"善治者治皮毛"。

二、六淫首先犯肺

春气温和,夏季炎热,秋天干燥,冬寒凛冽,四时气候的变化,有其规律可循。风寒暑湿燥火六气是自然界正常气候变化的表现,一般人体能够适应,不致引起疾病。六气太过而致病,则称为六淫。六淫之邪常随不同季节侵犯人体。六淫侵犯人体,一般有两条途径:一是皮肤毛窍,一为口鼻气道。口鼻气道,是为肺脏的门户,皮肤毛窍也与肺脏密切相关。肺合皮毛,主一身之表,故外邪为病,首先犯肺。叶天士说:"温邪上受,首先犯肺。"

不独温热，六淫都是如此。六淫为病初期表现为表证。在伤寒六经辨证中，以太阳为人体之藩篱，故表证属于太阳经，卫气营血辨证为卫分证，二者内涵相同。病在肺卫，是外感病的轻浅阶段，这时如能及时解决表邪，从而控制疾病的传变，则可达到早期治疗的目的。

三、火热致病的广泛性

火热致病，具有广泛性。古人认为“六气皆能化火”，风、寒、湿、燥，皆易化火化热，而暑即是热，五气之外，还有一个“火”字。《素问·至真要大论》“病机十九条”，其属火热者多达九条。刘河间说：“五运六气有所更，世态居民有所变，天以常火，人以常动，动则属阳，静则属阴，内外皆扰，故不可峻用辛温大热之剂。”笔者认为自然环境的变迁、饮食结构和生活居处条件的变化等因素，导致火热为病者越来越多。首先是自然环境的变化，使六淫多以火热为患。由于人类社会的发展，对自然界的影响日深，地球植被的破坏，环境的污染，二氧化碳的堆积等，以及五运六气的变化，使气候的整体趋势变暖，夏季炎热，冬季不冷。因而六淫之中，火热之邪为病的几率大增。人们饮食结构和生活居处条件的变化，如过食油腻煎炸之物，肥甘厚味，内热中生，衣被过暖，居处温热，体质渐壮，也是产生内热的原因。身有内热之人，易致外感。即使是感受寒邪，也多呈外寒内热，俗谓之“寒包火”，且风寒极易化热入里。火热致病的广泛性，是清解外邪的依据。

四、清解为治疗外感之大法

外感之病，有其传变规律。初起在表，以发热、恶寒或恶风、头痛、脉浮为主证。如感冒初起，或热性传染病的前趋期，宜用解表法。多以辛散轻宣、具有发汗作用的药物为主，用以驱除表邪。《素问·阴阳应象大论》说：“因其轻而扬之”，“其在皮者，汗而发之”，以及《外感温热篇》中“在卫汗之可也”的论述，是为汗法的依据。目前表证属风寒的日少,属风热者渐多,故除少数病人用辛温之外,多数病人当主以辛凉解表之剂。热邪入里,传变最速,变证多端,因此在宣散风热的同时,要注意清热解毒,以截断其病势,驱除热毒。笔者认为对热性传染病及以温热为主的外感病,清热药宜早期配用,不必拘泥"到气才可清气"成法;邪热内陷,虽未见神昏谵语,清热解毒、熄风开窍之剂亦应早用,冀以阻其传变之势。

调理脾胃学术思想

脾胃学说是中医药学的瑰宝,奠基于《内经》,别户于东垣,发扬于诸家。笔者调理脾胃的思想属于中医脾胃学说范畴,调理脾胃法是在脾胃学说指导下的具体运用和发挥。

一、脾胃为后天之本

人以水谷为本,水谷的精微是人体生命活动的物质基础。脾胃是仓廪之官,胃主受纳,脾主运化,共同完成饮食的纳化和水谷精微的输布。《素问·经脉别论》说:"食气入胃,散精于肝,淫气于筋。食气入胃,浊气归心,淫精于脉。脉气流经,经气归于肺,肺朝百脉,输精于皮毛。毛脉合精,行气于府,府精神明,留于四脏。"这精辟地描述了脾胃受纳水谷、输布饮食精微于全身的过程。五脏六腑、四肢百骸的精气均来源于脾胃。同样,水液代谢也靠脾的转输。《素问·经脉别论》说:"饮入于胃,游溢精气,上输于脾。脾气散精,上归于肺,通调水道,下输膀胱。"于是水精可以四布于肢体,五经并行于全身。气血在人体生命活动中具有重要的作用,脾胃是气血生化的源泉。人体之气,靠脾胃化生。元气是人体生命活动的原动力,由先天之精化生而来,其后则赖后天之精不断地滋养补充。正如《脾胃论·脾胃虚则九窍不通论》所说:“真气又名元气,乃先身生之精气也,非胃气不能滋之。”宗气积于胸中,贯心脉而行呼吸,其来源于肺吸入之清气和水谷之精气。营气为水谷之精气,卫气为水谷之悍气。气的生成和脾胃功能密切相关。人体的血液,营养滋润周身,由脾胃运化的水谷精微变化而成。如《灵枢·决气》说:“中焦受气取汁,变化而赤是谓血。”人体五脏六腑、四肢百骸赖脾胃运化水谷精微以生养,气血津液靠脾胃运化的水谷精微以化生。《医宗必读·肾为先天本脾为后天本论》说:“一有此身,必资谷气,谷入于胃,洒陈于六腑而气至,和调于五脏而血生,而人资之以为生者也,故曰后天之本在脾。”

二、脾胃贵健通和畅

脾胃为后天之本。脾主运化,胃主受纳,脾胃的功能,贵在健通和畅。脾运宜健,胃纳宜和,必须维持升降、纳化、燥湿的平衡。脾胃之气,有升有降。脾的清阳之气主升,津液赖脾气上升而输布周身,若脾气不升,则清阳之气下陷,产生腹胀、泄泻诸病证。胃气降则糟粕得以下行,若胃气不降,浊气不行,则生呕恶、痞满、纳呆诸证。因此,脾气升则健运,胃气降则和顺。脾胃居于中焦,为全身气机升降的枢纽。脾气升发,则肝气随之升发,肾水得以升腾。胃气下降,则肺气得以肃降,心火因而能下交。脾胃居中,通达上下,升清降浊,以调节全身的气机升降。黄元御《四圣心源》说:“脾升则肝肾主升,故水木不郁;胃降则心肺亦降,故金水不滞。火降则水不下寒,水升则火不上热。平人下清而上温者,以中气之善运也。”胃为阳明燥土,胃燥则饮食能纳而腐熟;脾为太阴湿土,脾湿则水谷精微得以吸收输布。胃燥脾湿,相互作用,饮食才能消化吸收,脾湿则健运如常,胃燥则和顺下行。燥湿、升降、运纳的相互作用与平衡,是脾胃健通和畅的重要条件。

三、四季脾旺不受邪

脾为中土，不主时，旺于四季。《金匮要略》说："四季脾旺不受邪。"脾胃为后天之本，脾胃健旺，纳化正常，升清降浊，润燥相济，则本脏腑不受邪。脾健则四脏气旺，正气存内，邪不可干，不为外邪所侮，故不会造成外感性疾病。《脾胃论·胃虚脏腑经络皆无所受气而俱病论》说："脾全借胃土平和，则有所受而生荣，周身四脏皆旺，十二神守职，皮毛固密，筋骨柔和，九窍通利，外邪不能侮也。"脾胃元气虚弱，是各种内伤疾病的主要病因。李东垣又说："观《内经》所说，变化百病，其原皆由喜怒过度，饮食失节，寒温不适，劳役所伤。然而饮食不节则胃病，形体劳役则脾病。"脾胃一病，生化源泉衰少，脏腑气血衰弱，内伤诸恙由生。脾胃虚弱，升降失调，清阳不升则下陷，浊阴不降则气逆，因而化生诸多病证。脾胃虚弱，及气则脏气虚衰；阳虚气弱则寒从中生；气虚不收摄则为滑脱失禁；气虚不能化生则阴血衰少；脾胃虚弱，饮食不节则伤胃；脾胃损伤，不能纳化则食滞；运化不行，湿邪留滞；气滞不畅则痞塞胀满；胃气不降，积久而化热，甚则腑气不通，阳明腑实。凡此种种，皆脾胃失调所致。而脾胃功能旺盛，升降运化如常，则不受内邪的侵袭。四季脾旺不受邪，在养生、防病、疾病的治疗中都有重要意义。

四、调脾胃与治五脏

人体是有机的统一整体。脾胃为后天之本，孤脏以溉四旁，五脏六腑皆秉脾胃之气以生息。因此脾胃发生病变，必然影响到其他脏腑，引起疾病。如脾胃气衰，则元气不足，心火独盛，营血大亏，而生心病；脾胃虚弱，则不能散精于肝，或土壅木郁，而见肝病；脾胃虚弱，土不生金，则肺气失养，而生肺病；脾胃虚弱，土不制水，水泛而为肾病。笔者认为，脾胃在整体中具有重要地位，善治脾胃者可以调五脏。因此治疗疑难大症，常从调理脾胃入手。正如周慎斋所言:“诸病不愈,必寻到脾胃之中,方无一失,何以言之? 脾胃一虚,四脏皆无生气,故疾病日久矣。万物从土而生,亦从土而归,补肾不如补脾,此之谓也。治病不愈,寻到脾胃而愈者颇多。”同时,调五脏亦可以治脾胃之病。明代张景岳说:“如肝邪之犯脾者,肝脾俱实,单平肝气可也;肝强脾弱,舍肝而救脾可也。心邪之犯脾者,心火炽盛,清火可也;心火不足,补火以生脾可也。肺邪之犯脾者,肺气壅塞,当泻肺以苏脾之滞;肺气不足,当补肺以防脾之虚。肾邪之犯脾者,脾虚则水能反克,救脾为主;肾虚则启闭无权,壮肾为先。”笔者重视调理脾胃,治病以调理脾胃为先务;同时也重视他脏对脾胃的影响。临床上要正确地掌握脾胃与五脏之间的辨证关系,调理脾胃以治五脏,或调五脏以治脾胃,审证求因,治病求本,辨证论治,对提高临床疗效大有裨益。

五、脾胃病的证候分类

脾胃代表脾、胃、大小肠的功能,例如张仲景《伤寒论》所说阳明病和太阴病,同样是胃肠疾病,但为了证候分类,便于辨证治疗而分立。实则阳明胃,以“胃家实”为纲;虚则太阴脾,以“腹满、食不下,自利”为纲,继承《素问·太阴阳明论》“阳道实,阴道虚”之论,可称为脾胃病证候分类的开山。胃为水谷之海,脾为运化之枢;一则宜降,一则宜升;胃为阳土喜润恶燥,脾为阴土喜燥恶湿。所以在临床上可以从纳化、升降、燥湿几方面的病理变化来分别脾胃病的证候,辅之以寒热虚实。胃主纳,脾主化。胃纳反常,则病纳减,不能食,胃中嘈杂,或多食善饥。脾化反常,则病食后作胀,或食后思睡,或饮食不为肌肉,虽食而身体消瘦,四肢无力。升降反常,胃气不降则为噎、嗝、胀、脘痛;胃气不降反升,则为呕吐、呃逆、反胃,病在血分则呕血。脾气不升,则脘闷,食后困倦思睡,腹胀腹泻,四肢无力,饮食不为肌肉而消瘦;脾气不升反降,则中气下陷而致脱肛,阴挺,“内脏下垂”,泄泻,大便滑脱不禁等。内湿多由脾虚,外湿亦可由外深入于内而伤脾。脾阳虚者易从寒化,胃热者易从热化。纳谷不馨,中脘饱闷,口甜而黏,头身重困,腹痛,便溏泄泻,舌苔白腻,脉濡而细,当责之寒湿困脾;胸腹痞闷,不思饮食,身重体困,面目身黄,溺赤便结,或溏而不爽,苔黄而腻,脉象濡数,则责之胃蕴湿热。脾虚阳衰,湿邪内渍,为泄,为饮,为肿,即《素问·至真要大论》"诸湿肿满,皆属于脾"之谓。胃滞胀满,邪从燥化,则为"胃家实"之证。脾为孤脏,以溉四旁,脾病常影响他脏。诸如肝脾不和,心脾两亏,脾肾俱虚,脾虚及肺等等,自有证候可凭。

调气积精全神学术思想

中医气功的理论值得研究。笔者研究气功,自己坚持做站桩功,并运用气功于临床达几十年,治病调神,屡起沉疴。

一、精气神

精气神三者,是人体生命活动的根本所在,前人称"天有三宝日月星,人有三宝精气神"。精是构成人体与营养人体的精微物质,是人体生命活动的基础。精来源于先天,禀受于父母,内藏于肾及五脏。《灵枢·经脉》说:"人始生,先成精,精成而脑髓生,骨为干,脉为营,筋为刚,肉为墙,皮肤坚而毛发长。"既生之后,精在生命活动中不断地消耗,要靠后天水谷精微不断地滋养和补充。气是指人体脏腑的功能活动,同时也是流动着的精微物质。气分为原气、宗气、营气、卫气等,四者既相互联系又有所区别。神是人体生命活动的外在表现,同时又是精神、意识、知觉、运动等一切生命活动的主宰。神舍于心,所以心脏为君主之官。精化生气,提供生命活动的动力,生命活动的主宰和生命活动的表现是神。因此，精气神三者互相资生，精充则气足而神全，是人体健康的保证；精亏气虚神耗，是人体衰老的原因。精气神，是生命存亡的关键所在。

二、调气积精全神

笔者认为，气功作用的核心是调气积精全神，即必先治神。张景岳说："夫百病皆生于气，正与气之为用，无所不至，一有不调，则无所不病。故其外有六气之侵，在内有九气之耗，为虚，为实，为寒，为热，至其变化，莫可名状，欲求其本，则只求一'气'字，足以尽之，盖不调之处，即病所在之处。"气机的失常，与人体的精神活动密切相关。所谓调气，即是调整呼吸。呼出身中之浊气，吸入天地之精气。故气聚精盈则神旺，气散精衰则神去。《素问·上古天真论》有"呼吸精气"之论，说的就是调息以调气之法，积精是指通过调气则精旺，调气积精则神全，以保持健康，祛病延年。《景岳全书·传忠录》认为："盖精能生气，气能生神，营卫一身，莫大乎此。故善养生者，必保其精，精盈则气盛，气盛则神全，神全则身健，身健则病少，神气坚强，老而益壮，皆本乎精。"神是生命活动的外在表现，又是精神、意识、思维活动等的主宰。调气积精，则可以全神。精气神三宝，是气功的基础。笔者认为，调气则积精，精聚则神全；同样神旺、神全则精积、气调。这是辩证统一的关系。

三、练功十六字诀

气功的流派很多，练功方法各不相同。笔者认为，各种功法虽然不尽相同，然其学理都是相通的。做好气功必须具备三心，即信心、恒心、决心。首先要相信气功能治好病，这就有了信心，才能下决心去钻研气功、练气功。而更重要的是要有恒心，不能"三天打鱼，两天晒网"。笔者已经坚持做站桩功30余年了，特别推崇练功十六字诀，即："安神静坐，物我相忘，心息相依，呼吸自然。”十六字诀总结了气功的经验，也道出了气功锻炼的真谛，即三要素：调心、调息和调身。调心所以养神，是意识训练，要求思想、情绪、意识逐渐停止活动，排除杂念，安静下来，使大脑进入一种入静、虚空、轻松愉快的境界。从而调动人体之潜能，治神以达到强身治病的目的。调息所以养气，是调整呼吸来调动人体之内气，使之逐步聚集，储存于身体某一部位，并循经络运行，以疏通经络气血。调身所以养肾，是调整身体姿势，使其放松、舒服、适宜，为调心、调息打下基础。做好站桩功的关键是排除杂念，必先治神，精神与呼吸相结合。

四、气功养生起沉疴

气功通过调整人体的功能，发挥人体潜能，治神以达到祛病延年的目的。人的精神活动在心，能源动力在肾，益气需要健脾，温阳需要补肾，阴平阳秘，精神乃治；治病要治神，养病需养神。调气积精全神的功效，对于治疗疑难病证以及积年沉疴，大有裨益。长期坚持，使精气神旺盛，达到祛病的目的。沉疴大症发病日久，病情深重，多损伤人的精气神。气功调气积精全神，使精气神得到补益，精神专一宁静，气盛精充神复，沉疴大症可起。病程久，病情重，故气功贵在坚持。笔者治疗疑难病，在药物治疗的基础上，每嘱病人在身体许可的情况下，坚持做站桩功，以提高疗效，并授以要领，亲自示范。做功后周身舒适，头清目明，思维敏捷，精力充沛。摄生调养，笔者非常赞赏苏东坡的《养生颂》，常嘱病人“已饥方食，未饱先止，散步逍遥，务令腹空”，以配合治疗，常常能获得满意的效果。

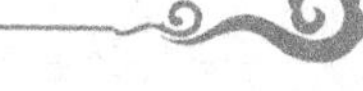

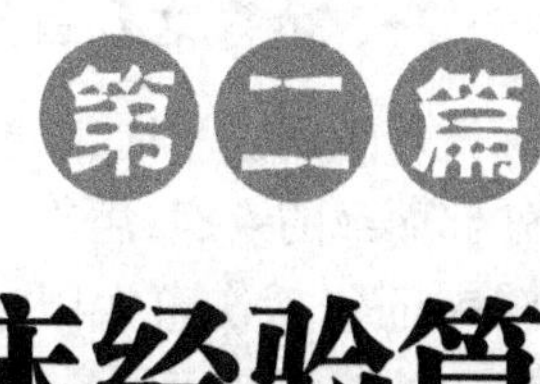

第二篇

临床经验篇

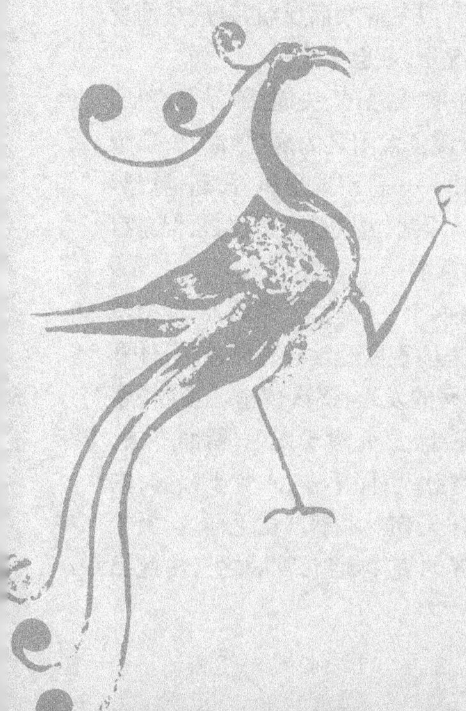

外感病与解表法

一、六淫之邪首先犯表

外感病是平时常遇见的。顾名思义,外感病就是人体感受外邪而致的疾病,病位在体表。这时出现的症状,就叫表证。外感表证包括伤寒太阳病、温病的肺卫阶段和一些传染病的初期。外感病的病因是六淫和疠气。风寒暑湿燥火即六气,是气候的正常变化,为害感人时叫六淫。六气是四季气候变化,叫季变;人体对这种变化的适应能力叫季应。在脉象方面也可以反映出来,春天脉弦,夏天脉洪,秋天脉浮,冬天脉沉。在正常情况下,人体能够适应自然界的气候变化,不会致病;如果气候变化过于剧烈,或时令反常,冬寒过甚,或冬应寒而反温,夏应热而反凉等,或人体虚弱抵抗力差的情况下,就会生病。

发病以后,首先出现发热、恶寒或恶风、头痛、脉浮等表证。如《伤寒论·太阳病脉证并治》所说:"太阳之为病,脉浮,头项强痛而恶寒。"温病里面也有这几项——恶寒或恶风,头痛,脉浮。麻黄汤证是脉浮紧,桂枝汤证是脉浮缓,温病脉象是浮数,但总有个浮字。这几个症状就是表证的总纲。

外邪侵入人体的途径主要有两个,一是由毛窍而入,即由皮肤而入,一是由口鼻而入。由于人体表面经常与外界接触,外邪中人也就常由体表开始,随着疾病的发展,逐次传里。正如《素问·缪刺论》所说:"夫邪之客于形也,必先舍于皮毛,留而不去,入舍于孙脉,留而不去,必舍于络脉,留而不去,入舍于经脉,内连五脏,散于肠胃,阴阳俱感,五脏乃伤。此邪从皮毛而入,极于五脏之次也。"口鼻是人体与外界的直接通道,呼吸之气由此出入，故邪气侵犯人体，亦由口鼻而入，渐次内传。《内经》说："肺合皮毛"，即肺主一身之表，而肺又开窍于鼻、与口相通于咽喉，故六淫之邪无论由皮毛或是自口鼻而入，其所侵犯的部位，都是肺脏。叶天士说："温邪上受，首先犯肺。"从广义的角度来讲，不仅是温邪，六淫之邪皆是如此。

二、善治者治皮毛

表证的出现，是邪气与正气相搏斗的表现。正胜邪衰，病就痊愈。如能抓住时机，因势利导，鼓舞正气，战胜病邪，就能使疾病早期治愈。所以解表是非常重要的。《素问·阴阳应象大论》说："善治者治皮毛"，就是说善于治病的人治皮毛，在表证阶段，运用解表药，把疾病解除了。即古人所说："病自表而入，由表而出。"解表的药物，多是辛散轻宣之品，应用解表法以达辛散表邪之目的。所以《素问·阴阳应象大论》说："因其轻而扬之"，"其在皮者，汗而发之。"《温热论》说："在卫汗之可也"，也主张用汗法。无论伤寒、温病、传染病的前趋期，它的症状在表证阶段都有发热、恶寒或恶风、头痛、脉浮这一共性。由于疾病的原因，病种不同，除了主症之外，还有各种兼夹的症状。但是不管有何夹杂症状，一般分为风寒、风热两大类。大致以发热重，恶寒轻者，为风热；以恶寒重，发热轻者，为风寒。在辨证中尤以恶寒最为重要。前人云："有一分恶寒，便有一分表证。"这的确是经验之谈。在临床上应该注意，没有恶寒就不是表证。

中医治病，强调辨证论治，有是证则用是方，决不受时间的限制。有些病人患病日久，但有发热、恶寒、咳嗽等症，仍属外邪袭表，肺气失宣者，治疗时仍宜解表宣肺，其病自愈。

三、验方银翘桑菊汤

后世医家有伤寒和温病学派之争，笔者认为伤寒、温病各有所长，互为补充，共同组成中医学外感温热病的理论体系。《伤寒论》是仲景对汉代以前中医治疗外感病的经验总结，温病学说则是后世医家对《伤寒论》的继承和发展。无论伤寒或温病学说，其核心仍在于辨证论治。麻黄汤、桂枝汤、银翘散、桑菊饮，用之得当，无不立效。辛凉解表所以出现并为人们所常用，是因为火热致病具有广泛性。古人谓“六气皆能化火”，风、寒、湿、燥之邪皆易化火、化热，而暑即是热，五气之外，还有一个“火”字。《素问·至真要大论》总结病机十九条，其中属火热者，竟达九条之多。此外，尚有其他原因，刘完素说：“五运六气有所更，世态居民有所变，天以常火，人以常动，动则属阳，静则属阴，内外皆扰，故不可峻用辛温大热之剂。”正说明辛凉之剂，辛以散邪，凉以清热，对于风热表证最为合拍。事实也正是这样，笔者从事临床几十年，以风热表证为常见。身有内热之人易招致外邪，即使是感受风寒之邪，也多呈外寒里热，俗谓之“寒包火”。笔者在临床治疗外感表证，多用辛凉解表法，取银翘散，合入桑菊饮成分，名为银翘桑菊汤。组方如下：银花 10g，连翘 10g，桑叶 10g，菊花 10g，黑芥穗 5g，薄荷 5g，豆豉 10g，芦根 12g，竹叶 10g。

本方具有轻宣解表、清热解毒的功效。主治感冒初期，发热恶寒，头痛，舌苔薄白，或苔白微腻，脉浮数等风热表证。临床应用，疗效显著。究其来源，银翘桑菊汤实是施今墨老先生喜用之方。笔者在临床治疗表证运用银翘桑菊汤时，常因时、因病邪兼夹以及兼症而有所变化。

如四季感冒，兼夹病邪不同：春季兼夹风邪而表现恶风者，重用荆芥；夏季兼夹暑邪而见烦渴热甚者，去荆芥之辛温，加用荷叶 1/4 张，大豆卷 10g，扁豆衣 10g，六一散(布包)15g；长夏及夹湿邪者，增藿香、佩兰、苏叶、杏仁、苡仁、白蔻仁各 10g；秋季兼夹燥邪，加沙参 10g，天花粉 10g，麦冬 10g，枇杷叶 10g；冬季兼夹寒邪，轻症用防风 6g，重症合入麻黄、桂枝。鼻塞加入葱须 5 个；咽痛加入牛蒡子 10g，蒲公英 10g，紫花地丁 10g，桔梗 5g，甘草 6g。

外邪袭人，首先犯肺，肺在变动为咳，故外感表证，特别是兼夹寒邪者，常见咳嗽喘促等症，治疗时应抓住表证阶段的有利时机，及时宣解，重用辛温。咳嗽甚者加前胡10g，杏仁10g，苏子10g；喘促气急者，合用三拗汤。若风寒化热者，可加用麻杏甘石汤，常用量：麻黄3~6g，杏仁10g，生石膏（先煎）15~30g，甘草6g。以解表宣肺，止嗽平喘。头痛，加入蔓荆子6g，白蒺藜10g；伴恶心，舌苔白腻者，加藿香10g，佩兰10g，以芳香化浊，和胃去湿。

小儿麻疹，加用蝉蜕3g，浮萍3g，紫草3g，赤芍3g。

小儿急惊风，可加用僵蚕3g，钩藤3g，天麻3g，以平肝熄风。

流行性腮腺炎，加用马勃5g，板蓝根6g，僵蚕6g。

荨麻疹，加用防风10g，蝉衣6g，白鲜皮10g，地肤子10g，丹皮10g，生地10g。

疮疡初起，可加用蒲公英12g，地丁10g，败酱草10g。

淋证，加用通草5g，茅根10g，六一散15g，或甘草梢10g。

白喉，加用生地10g，元参10~20g，麦冬10g。

痹病，加用防风6g，独活9g，赤芍6g，桂枝9g，桑枝15g，金银藤15g。

牙痛，大便不通者，可加用凉膈散，以使里气通，表自和。

四、活用解表法

解表法不仅应用在伤寒太阳病、温病的肺卫阶段和传染病的前趋期，也可用于皮肤病。皮肤病，病在体表，故不少皮肤病有表证出现，多用表散的药，如荨麻疹用消风散，里实兼有表证者用防风通圣散以表里双解。外科痈疮初起，一般常出现表证，也应解表，故有“汗之则疮已”之说。慢性病患者突然感冒，应先治感冒，然后再调理治疗本病。其他诸科如妇科的产后风、儿科的惊风，出现表证也得解表。同时，表证也必须具备恶寒、脉浮等症状。中医常讲：“急则治标，缓则治本。”临床必须注意，有表证当先解表，然后治里。这是一个原则。表邪不解，用血分药，则把表邪引入血分，或用气分药，引外邪内陷，只能加重病情。解表药分辛温、辛凉两大类，风寒偏盛用辛温药，风热偏盛用辛凉药。此外，偏湿下利用温燥药，燥能祛湿。痢疾初期，有表证，应先解表，用人参败毒散。所以陈修园《医学三字经》说："外疏通，内畅遂。"人参败毒散治疗痢疾，有逆流挽舟之效。笔者在北京时，很少见到痢疾而又发热恶寒的。国医学院毕业以后，笔者到唐县老家，有一次一个老乡找笔者看病，正是痢疾而且兼有表证，随即开了人参败毒散，吃了病就好了。又如急性肾炎水肿，即中医称之为"风水"者，腰以上肿，可以发汗解表，即《内经》"开鬼门"之法，可用越婢汤。

调理脾胃十法

脾为后天之本，气血生化之源，人体若脾阳不振，或脾阴不充，或水湿困脾等，以致运化无权，升降失司，则气血生化乏源，水湿转输障碍，势必百病丛生。脾胃贵在健通和畅，脾运宜健，胃纳宜和，必须维持升降、纳化、燥湿的平衡。笔者将调理脾胃法分为益气法、养阴法、升举法、温中法、清热法、理气法、祛湿法、攻下法、消导法、固涩法。又以攻、补为纲，分为两大类。攻法为理气、清热、祛湿、消导、通下诸法；补法为益气、升举、温中、养阴、固涩诸法。根据临床具体证候，每法又分为数法，或数法合用，则纲举目张，机圆法活。

益气法：用于脾胃不足之证，主以四君子汤。益气之为用，非只一端，且脾为生化之源，五脏之本，故益气亦可生血，益气亦可生精，益气亦可固脱。"正气存内，邪不可干"，益气扶正即可祛邪。益气之法化裁活用，层出不穷。如益气兼以散滞，用异功散;益气化痰,用六君子汤;益气祛湿,用参苓白术散;气阴兼顾,用生脉散合四君子汤;气血两亏,用归芍六君子汤或八珍汤;心脾俱亏,主以归脾汤等。

升举法:用于气虚下陷之证,主以补中益气汤。另如升阳益胃、升阳祛湿、升阳散火诸法亦不可偏废。

养阴法:用于脾胃阴虚之证,脾阴虚者主以慎柔养真汤,胃阴虚者主以叶氏养胃汤。两者同中有异,宜掌握分寸。诸如养阴益气同用、养阴化痰并举、养阴祛湿并行、养阴清热相兼,临床皆为常用。

理中法:用于脾胃虚寒之证,主以理中汤。诸如温中化饮、温中化痰、温中理气等,变法颇多。

清热法:用于脾胃实热之证,主以白虎汤、大黄黄连泻心汤。又如清热攻下合用、清热祛湿并举等,临床均非鲜见。

理气法:用于脾胃气滞之证,主以加味乌药汤、越鞠丸。气滞夹寒,以良附丸温而行之;气滞夹热,以金铃子散凉而行之;气逆不降,则以旋覆代赭汤主之,虚者用参,实者则去之。

祛湿法:用于湿邪困脾之证,主以胃苓汤。寒湿者合以实脾饮化裁;湿热者清热祛湿,湿盛于热者用茵陈五苓散,热盛于湿者用茵陈蒿汤,热毒偏盛者用白头翁汤。

攻下法:用于胃家实之证,热实者三承气汤寒下,寒实者温脾汤温下。他如温润之济川煎,凉润之麻子仁丸,平润之五仁丸,攻补兼施之增液承气汤、黄龙汤、承气养营汤等,均宜随证而施。攻下法,非仅为下结粪,实为攻邪。

固涩法:用于久病滑脱不禁之证,主以扶正、固脱、涩肠之真人养脏汤。另如温中固涩之桃花汤、诃子散等,亦临床所常用。

消导法:主要是消食化滞法,食滞轻者,主以保和丸,重者以木香槟榔丸,并宜辨别滞之寒热,体之虚实,酌予化裁。

以脾胃与五脏关系为依据,则又有肝脾不和之逍遥散法,心脾两虚之归脾汤法,脾肺气虚之四君子汤法,肝气犯胃之四逆散合左金丸法，脾湿犯肺之平胃散合三子养亲汤法等，不一一列举。

调理脾胃十法的运用应注意，临床病情往往较为复杂，如寒热并见、虚实夹杂等，不是单用一种方法所能适应，常需数法结合运用，并权衡轻重，有主有从，才能全面照顾。如益气与消导并用，清热与通下合用，温中与理气兼施，养阴与清热两顾，祛湿与清热、温中合参等等。十法不能孤立对待，临证处方，必须针对具体病情，恰当掌握，灵活应用，才能提高疗效。

益气法与四君子汤

益气法，即补益脾气之法，适用于脾气虚弱之证。脾气虚的病因，多为饮食失节，精神情志失调，劳逸失度，以及病后的衰弱。脾主运化水谷饮食，故饮食失节，常易引起脾胃病变。李东垣说："饥饿不得饮食者，胃气空虚，此为不足；饮食自倍而停滞者，胃气受伤，此不足中兼有余。"指出饮食大饥、大饱均可使脾胃受伤。饮食过寒、过热亦能损伤脾气。五味偏嗜，则脏气偏胜，偏胜则病。中医认为，劳逸失度，即过劳、过逸均能损伤脾气而发病，早在《内经》就有"劳者温之，逸者行之"的治法。思乃脾志，思虑伤脾，病后失于调养，往往造成脾虚未复。先天禀赋不足，或妊娠期间失于调养，胎儿营养不良，生后未予及时调理，脾胃素弱。以上因素，均能使脾气受损，造成脾气虚弱。其中有单一致病者，也有数因相兼而致病者。

脾气虚弱，健运失司，症见纳呆，食少，倦怠乏力，气短懒言，大便溏薄，舌淡苔白，脉弱等。脾气虚则运化失司，消化迟缓，故见纳呆食少而便溏；脾虚不能化生精微，则气血化源不足，四肢筋脉失养，故倦怠乏力，气短懒言，舌淡脉弱。脾气虚弱，当以补益脾气为法。药以人参、党参、白术、山药、炙甘草、大枣之属，方以四君子汤为主。四君子汤中，参、术、苓、草四味皆甘温益脾，因有健运之功，具平和之性，无寒热之弊，故名君子。方中以人参甘温，扶脾益气为君；白术甘苦微温，健脾助运，燥湿为臣；茯苓甘淡、性平，既能助参、术以健脾益气，又能渗湿以助运为佐；甘草甘平为使，既能益气，又能和胃，调和诸药。四味配合，相得益彰。凡脾胃气虚诸证，用之则虚得补而气得旺，脾气旺则五脏受荫，周身之机运流通，水谷之精微敷布，病症焉得不除。四君子汤为益气补脾之重方，临床上可随证加减，灵活化裁。本方加陈皮名异功散，治气虚而兼气滞所致之呕吐，泄泻，不思饮食者；加陈皮、半夏名六君子汤，治气虚兼痰所致的不思饮食，胸膈不利，呕吐吞酸，腹胀便溏者；再加木香、砂仁名香砂六君子汤，治气虚兼食滞、气滞所致的痞满，呕吐者。四君子汤加减化裁颇多，但有一个前提，即脾气虚弱的主证不变，仅仅是兼证有所不同。

益气法，用于脾胃不足之证，主以四君子汤。益气之为用，非只一端，且脾为生化之源，五脏之本，故益气亦可生血，益气亦可生精，益气亦可固脱。"正气存内，邪不可干"，益气扶正即可祛邪。益气之法化裁活用，层出不穷。如益气兼以散滞，用异功散；益气化痰，用六君子汤；益气祛湿，用参苓白术散；气阴兼顾，用生脉散合四君子汤；气血两亏，用归芍六君子汤，或八珍汤；心脾俱亏，主以归脾汤等。中医的基本原则是辨证论治，使用益气法应抓住辨证论治这个根本，才可以立法精当，免于弊病丛生。

非气虚者勿滥用。虚则补之，气虚者补之以气。往往在临床上辨证准确而施之者，确属不易。"大实而有羸状"，如气实者益气，而有腻膈胀满之弊；阴虚者益气，有虚者更虚之殃；外邪未清者益气，有闭门留寇之祸。如此均非益气法所宜。《难经》云："无实实虚虚，损不足而益有余"，即此义也。

补而不滞。补药多滞，滞于脾则运化不行，故益气之法，必遵补而勿滞之说。试观四君子汤，既有参、术之补，又有茯苓之通。异功散、六君子汤、参苓白术散等，有补有通之义更明。

益气应中病即止。人贵在阴阳、气血之平衡。偏盛偏虚，均使人患病。过用益气则会破坏阴阳的平衡，原病未愈，而新病又生，因此益气之剂要中病即止。此外，食饵的调理，也应适可而止。正如《素问·五常政大论》说："大毒治病，十去其六，中毒治病，十去其七，小毒治病，十去其八，无毒治病，十去其九，谷肉果菜，食养尽之，无使过之，伤其正也。"

升举法与补中益气汤

升举法，即升举下陷清气之法，又称举陷法，用以治疗一切脾胃气虚，中气下陷之证。清气下陷的病因，多由脾气、脾阳不足，中气虚损，或久泄、久痢，或劳倦过度，耗伤脾气，脾气不升而虚陷所致。

脾虚下陷，症见身热，头痛恶寒，渴喜热饮，懒言怠惰，恶食纳少，或见汗出，舌淡苔薄，脉洪大而虚，或见脱肛，阴挺，胃肾下垂，久疟，久痢等。阳气下陷，阴火上乘，故身热而烦；清阳不升，浊气上逆，故头痛；气虚下陷，津液不能上承，故渴而喜热饮；气虚不能托邪外出，故见疟久不愈；气虚，故舌质淡苔薄，脉大而虚。气短与脘腹下坠感，为气陷辨证之要点。本证气短，必有上气不接下气感，且稍动则喘；此证之下坠，与湿热证之里急后重颇为不同。

内伤不足之病，"惟当以辛甘温之剂，补其中而升其阳"。《脾胃论》又指出："经曰劳者温之，损者温之。又云温能除大热。大忌苦寒之药损其脾胃。"李东垣所创之补中益气汤，为益气举陷之主方。方以黄芪益气为君；参、草补中益气为臣；白术健脾，当归补血，大枣、生姜和营卫而益中，陈皮理气以散诸药之滞，均为佐；升、柴气轻味薄，升腾清气，复其本位为使。如此则中气足，清阳升，寒热自除，气陷自举，而阴挺、脱肛、胃肾下垂及久疟、久痢诸病悉愈。升举法，用于气虚下陷之证，主以补中益气汤。另如升阳益胃、升阳祛湿、升阳散火诸法，亦不可偏废。

补中益气汤之加减化裁：本方去陈皮、柴胡、当归，名举元煎（张景岳），治气虚下陷，不能摄血引起的月经量多，过期不止，血色淡而清稀，气短懒言，小腹空坠，舌淡，脉虚而弱以及气虚崩漏者。本方除当归、白术，加木香、苍术，名调中益气汤（李东垣），治脾胃不调，胸满肢倦，食少气短，口不知味，或食入反出者。

温中祛寒与温中法

温中法，即温助脾阳，祛除中焦寒邪之法。寒有内外虚实之分。“形寒”为外伤，“饮冷”为内伤。“阴胜则寒”为实，“阳虚则寒”属虚。温中法所治之寒证属内寒。《素问·至真要大论》所说“寒者热之”，“热者寒之”，“热之而寒者取之阳”，“寒淫于内，治以甘热，佐以苦辛”，均为临床治疗之大法。脾胃为后天之本，气血生化之源，脾阳旺盛，五脏、百骸得养，元气充沛，身体健康。脾阳主升，升发则生机洋溢。清阳得升，浊阴得降，升降出入，动而不已，则五脏安和。脾阳主温，温则健运不息，水谷精气之化源不绝。若饮食失节，形体劳逸过度，或思虑所伤，使脾阳虚衰，升降失和，纳化不运，则诸恙丛生。气为阳，气虚为阳虚之渐，阳虚为气虚之甚。脾气虚日久，则发展为脾阳虚。肾为先天，脾为后天，肾精需脾阳化生水谷之精微的供养，脾阳赖肾阳之温煦，两者相辅相成。脾主运化水湿，脾阳足则健运不息、痰湿不生，脾阳虚则湿自内生。痰饮上渍于肺，为咳为喘；水饮上凌于心，为悸为眩。脾阳不振，统摄失司，血液不循常道，为衄为涌，种种慢性失血证实源于脾阳不足。故温中一法亦可派生化裁，以应临床之需。温中法，用于脾胃虚寒之证，主以理中汤。诸如温中化饮、温中化痰、温中理气法等，变法颇多。

温中法，系温中祛寒。常用药物如干姜、附子、吴茱萸、高良姜、丁香、川椒等，多为辛苦温热之品，温助中阳，祛除寒邪，回阳通脉，散寒止痛。温阳常兼补气，如姜、附温阳，多配参、术补气。寒主凝滞收引，气血凝滞不通，不通则痛，故祛寒常兼辛散、理气止痛之品。许多温中之药，既能温阳，又能理气。温中法的主要方剂有：

1. 理中丸(《伤寒论》) 脾阳衰虚，阴寒内盛，见自利不渴，呕吐腹痛，喜温喜按，苔白，脉弱等证，理中丸为主，温中散寒，补气健脾治之。方中干姜温中散寒，白术健脾燥湿，人参补气益脾，甘草和中补土，合而为温补脾胃之要方。本方蜜丸，属缓调剂，宜于病轻、久而不愈者。若病情急重，应改为汤剂。

2. 附子理中丸(《太平惠民和剂局方》) 理中丸加附子，主治脾胃阳虚，腹痛，吐利，吐泻，转筋。

3. 吴茱萸汤(《伤寒论》) 本方主治有三证：一为胃寒呕吐；一为厥阴头痛，呕吐涎沫；一为少阴吐利烦躁。病症虽各有殊，病理则同属虚寒。方中吴茱萸辛苦大热，能达木郁，直入厥阴，降其盛阴之浊气，人参、大枣补虚益胃，重用生姜散寒止呕，合而成为温中补虚，降逆止呕之剂。干呕，吐涎沫，头痛，厥阴之寒气上攻也；吐利，手足厥冷者，寒气内盛也；烦躁欲死者，阳气内争也；食谷欲呕者，胃寒不受食也。总之，使用本方，以心下痞满，舌质不红，苔白滑，脉迟无热为标准。

4. 小建中汤(《伤寒论》) 温中补虚，和里缓急，主治虚劳里急，腹中时痛，喜温喜按。另外可治虚劳，阳虚发热，腹痛食减，或虚烦不宁，心中悸动，面色无华者。此方是由桂枝汤，倍芍药、加饴糖组成。桂枝合饴糖甘温相得，能温中补虚；饴糖、甘草合芍药，甘酸相须，能和里缓急；又以生姜之辛温，大枣之甘温，辛甘相合，能健脾胃而和营卫。虚劳腹痛，由于中气虚寒，不得温煦，所以腹里拘急，时时腹痛，采用本方，可以缓中补虚，温阳益气。虚劳发热，属于脾胃不健，营卫不和，采用本方建中而调和营卫，同时亦取甘温除热之意。至于心悸虚烦，乃阴阳两虚，营卫不足之证，此方两调营卫，自能取效。

5. 良附丸（《良方集腋》） 脾胃阳虚，寒凝气滞，症见中脘胀满而痛，胸闷不舒，喜温喜按者，宜温中理气为法，良附丸主治。方中高良姜温胃散寒，香附疏肝理气，寒凝得温而散，气滞得疏而行，则痛止。

6. 四神丸（《妇人良方》） 脾阳虚久，损及肾阳。或肾阳素虚，及于脾阳，使脾之运化失职，腹痛绵绵，畏寒肢冷，五更泄泻，完谷不化，或久痢久泻等症。治宜补命门之火以生土，四神丸主之。方中补骨脂补命门之火，肉豆蔻暖中固涩，吴茱萸温中祛寒，五味子敛阴止泻。肾暖，脾旺，关门闭而水谷腐，泄泻即止，久病得痊。

温中法为祛寒而设，宜于中阳衰微、阴寒内盛之证。方药多为温热、辛燥之品，若热伏于里，热深厥深，内真热、外假寒者，切不可用。素为阴虚之体，患中阳不足之证，尤需用药适当，中病即止，以防伤阴生变。温法多燥，宜斟酌药量，注意配伍，掌握温而不燥之原则。若纯为脾阳虚亏，未涉及肾，则无需补肾阳之品，脾肾两虚者方应双补。

养胃阴与滋脾阴

养阴法即滋养阴液，用以改善或消除阴虚症状的治疗方法。阴与阳相对而言，阴指体液物质，阳指功能活动。阴液包括营血、津液、脂膏，如唾液、胃液、肠液等。人体的阴液在生理上，具有磨谷、消食、濡养脏腑、营养肌肤、滑利关节、滋润孔窍的作用。在病理状态下，脾胃阴液的丢失，可以影响全身，反之全身阴液的消耗，又会引起脾胃阴液的不足。阴虚生内热，脾胃阴虚，则出现盗汗，手足烦热，脘腹灼热，口舌生疮，脉细数等内热的证候。津伤化燥，脏腑无以濡养，所以脾胃阴虚，又会出现肌肉消瘦、萎缩，口咽干燥，大便秘结，小便短少，舌光剥无苔等内燥证。脾主运化，胃主受纳，脏腑阴虚，又会影响功能活动而出现不饥、不食或食而不化等症。

一、脾胃阴虚的病因

1. 外感温病　特别是外感暑邪和燥邪，最容易发生脾胃阴虚。暑热熏灼，大汗淋漓，汗为津所化，故汗出易伤津液。燥易化热，灼伤脾胃津液。还有湿热内蕴，经久不化，也每伤脾胃津液。因此温病学家重视存阴保津，认为存得一分津液，便有一分生机。在温病中注意养阴法的应用，特别是养胃阴法尤为重要。

2. 饮食不节　五味过偏，可损伤脾胃。追问脾胃阴虚的患者，大多有长期饮酒史，或有过食辛辣、厚味的嗜好。酒性属火，辛味化热，厚味生痰，多食就会造成中焦燥热，重灼津液的后果。如久用香燥、大热药物，或妄用汗、吐、下之剂，也会引起脾胃津液的亏损。

3. 五劳七伤　长期脏腑失调及久吐、久泻，也往往是造成脾胃阴虚的重要原因。其次劳倦、情志因素，亦与脾胃阴虚有关。

二、养胃阴

养胃阴法，主要用于胃阴不足，津液内耗，胃失和降的病理情况。凡不饥不纳，或知饥纳少，恶心干呕，胃部灼热，口渴喜饮，噎膈，呃逆，胃痛，而又见形体消瘦，五心烦热，舌质光红，脉细数，同时还可见大便秘结，小便不通者，宜之。

养胃阴的药物，具有增液、润燥、清热、养阴、生津、止渴的作用，主要有麦冬、玉竹、石斛、沙参、生地、花粉、芦根，以及各种水果汁等。其性味甘寒，甘则以补，寒则以清。对胃阴不足而有内热者，颇为合宜。正如吴鞠通所说："欲复胃阴，莫如甘寒。"

1. 麦门冬汤（《金匮要略》）《金匮》麦门冬汤，是养胃阴的祖方。益胃生津，降逆下气。治疗胃有虚热，津液不足，气火上逆所致的肺痿证。本方对胃阴不足、胃失和降所致的呕吐、呃逆亦有效。方中麦冬为君，养阴生津润燥；人参、甘草、大枣、粳米健脾和胃；半夏降逆下气，入养阴和中药内，使补而不滞，降而不伐。诚如喻嘉言所说："于大健中气、大生津液中，增入半夏辛温一味，以利咽、下气。此非半夏之功，实善用半夏之功也。"麦冬、半夏同用，一则以润，一则以降，深合"胃得降则和"，"阳守阴自安"之旨，因此养胃阴方，都从此方脱胎而出。

2. 养胃汤（叶天士） 方中玉竹、石斛、麦冬，养胃生津；桑叶、沙参，清热润燥；扁豆、甘草，和中化湿，甘寒清补。此方为肺胃阴虚燥热而设。在临床凡见不饥不食，或善饥少食，干呕，呃逆，口渴口苦，咽喉干燥，大便秘结，舌光红，脉细数者可用。叶氏认为，胃属阳土，得阴自安。胃喜柔润而恶干燥，故本方用甘寒柔润诸品，胃阴复而气降得食。

3. 增液汤（《温病条辨》） 玄参、麦冬、细生地，治疗肠胃（阳明）阴液亏涸，水不行舟，大便秘结者。方中玄参为君，苦咸微寒，增液通便；麦冬、生地，甘寒滋润，补养胃阴。胃阴虚甚，必下汲于肾。肾开窍于二阴，胃肾阴亏，必致便秘、尿涩诸症。惟养胃阴药多甘寒滋润，脾胃虚弱，大便溏薄者不宜；痰火蕴结，或邪火炽盛者，亦不宜用。胃阴不足，不仅与肺肾有关，与肝也有联系。胃阴不足，往往会引起肝阴不足，肝郁化火，又可以同时引起肝阴与胃阴耗损，所以在养胃阴的同时，还必须护养肝阴。酸先入肝，养肝宜酸，在甘寒养胃的基础方中加入白芍、乌梅、木瓜等酸性药物，则养阴效果更佳，所谓酸甘化阴是也。

养胃阴法，还必须配合降气，麦门冬汤加半夏就是这个道理。另外如旋覆花、陈皮、枇杷叶、苏叶等，也可配合应用。纳谷不香，用谷麦芽、厚朴花、代代花、绿萼梅、玫瑰花等芳香健胃，常常收到较好效果。但必须注意不可用香燥之品，如木香、枳壳等。

三、滋脾阴

滋脾阴法，主要用于脾阴不足，津液内耗，脾失健运之证。如不思饮食，食入难化，四肢无力，肌肉萎缩，腹部灼热、胀满，心烦，口渴，大便溏薄，小便短少，面色㿠白，时潮红，舌唇红赤，脉虚细而数。脾主运化，体阴而用阳，脾阴不足，用阳失健，中气不足以升，二便为之变化；脾阴不足，水谷精微无以濡养，故四肢无力，肌肉萎缩；阴虚生内热，津液不能上承，故口干，唇赤，舌红。常用的滋阴药物有山药、芡实、扁豆、莲子肉等，其性味甘平，质地滋润，富有营养，具有健脾、养阴、生津、升清的作用。芡实、莲子，味道带涩，还可收敛止泻。

慎柔养真汤为滋脾阴的代表方剂。方中以参、苓、术、草健脾；山药、莲肉滋阴；白芍、五味子酸敛，麦冬养胃，黄芪升发中气。原方主治脾阴不足，发热、口疮、声哑、脉数的虚损病证，移治其他脾胃病而见阴虚者，亦取良效。

滋养脾胃，都以四君子汤为基础，加入山药、扁豆等。周慎斋认为："四君子汤入脾经，单补脾气，俟脾之气旺，旺则土能生金，金能生水，水升而火自降矣。"补脾药物大多滋润，对水湿内停者毕竟不宜。故脾虚泄泻而兼湿滞者，宜加车前子、薏苡仁、六一散等利湿。如兼气滞腹痛，还必须加用砂仁、陈皮等，参苓白术散就是养脾阴、补脾气，加上陈皮、砂仁行气开胃，扁豆、薏仁渗利水湿，治疗脾虚泄泻的好方子。

养阴法，用于脾胃阴虚之证。脾阴虚者，主以慎柔养真汤；胃阴虚者，主以叶氏养胃汤。两者同中有异，宜掌握分寸。诸如养阴益气同用、养阴化痰并举、养阴祛湿并行、养阴清热相兼，临床皆为常用。

涩可去脱与固涩法

固涩法，即收敛固脱法，临床用于治疗大肠滑脱不禁、久泻、久痢、便血等病症的治疗方法。《素问·灵兰秘典论》云："大肠者，传导之官，变化出焉。"大肠、小肠皆连属于胃。大肠主传导糟粕，排泄粪便。其功能除与肺气肃降有关外，还和脾胃有密切关系。大肠实热，腑气不通，则燥屎内结，用攻下通里法。大肠虚寒，滑脱不禁，则完谷不化，用固涩收敛法。固涩与通下，为对峙法。本类药物，大多酸涩，能固大肠之脱，故谓之固涩。"涩可去脱"，常用药物有：诃子肉、肉豆蔻、赤石脂、禹余粮、乌梅、五味子、罂粟壳等。它们除了固涩、收敛、止泻外，还能止血、止带、止咳、止痛。其中诃子肉、肉豆蔻偏于温中，赤石脂、禹余粮偏于收敛，乌梅、五味子酸而生津，罂粟壳还有止痛作用。

1. 真人养脏汤（《太平惠民和剂局方》） 治疗泻痢日久，脾肾虚寒，滑脱不禁，甚至脱肛，腹痛，喜按喜温，疲倦食少，舌淡苔白，脉细迟者。方中党参、白术，益气健脾为君药；肉豆蔻、肉桂，温脾肾以止泻，诃子、罂粟壳，涩肠止脱，共为臣药；佐以木香调气舒脾，使补涩之药不致滞气；痢久多伤阴血，故又佐以当归、白芍，养血和血；炙甘草，益气和中，调和诸药为使。合而用之，功能温中涩肠，养已伤之脏气，故名"养脏"。

2. 赤石脂禹余粮汤（《伤寒论》） 主治下焦久利不止，即大肠滑脱不禁之症，赤石脂、禹余粮均系石类药，有收敛、止泻的作用。

3. 诃黎勒散（《金匮要略》） 单用诃子一味，治气利之证，即久利滑脱，矢气频频而不臭者。本品又常与他药配合使用。笔者治疗脾肾阳虚之久泻不止者，常常以益气、温中、固涩、理气、燥湿等法合用，每以附子理中汤合平胃散加减化裁，去宽中下气之厚朴，加温补肾阳之补骨脂，固涩止脱之诃子。健脾燥湿，理气温中，固涩止泻，临床疗效甚佳。药用：党参、苍白术、干姜、制附片、陈皮、补骨脂、诃子、甘草。

固涩法的运用，适用于慢性肠胃病的后期，常配合温中、益气、和血、理气等法应用，使标本兼顾，才能获得较好疗效。急性肠胃病初起，湿热蕴结，实邪未除者不宜，否则闭门留寇，贻误病机。

理气与行气、降气

凡能调理脏腑气机的治疗方法都可称为理气法，气病即气机的逆乱，气壅则滞，气衰则虚，气陷于下则不升，气逆于上则不降。从治疗上说，“气滞则行之，气逆则降之，气虚则补之，气陷则举之。”理气法，包括行气法与降气法。

一、气滞和气逆的病因

气滞和气逆，除可由外感六淫引起外，主要与情志因素及饮食失节有关。

1. 七情内伤，情志不遂　情志不遂，每致气机失调，运行不利。肝性喜升发，主疏泄，情志不遂，则肝气郁结，失于疏泄条达，木郁则土壅。肝气犯胃，胃气不降则胃病，见呕吐、呃逆、吞酸。肝气克脾，脾气不升则腹胀、腹痛、泄泻。所以脾胃气机不调，多与情志因素有关。

2. 饮食不节　脾胃主饮食的消化吸收。如饮食不节，寒温失调，影响脾胃的纳化功能，升降失司，饮食水谷不能正常的纳化输布，从而造成食积、痰饮、湿浊的停滞积聚。

二、行气法

行气法，具有止痛、除胀、解郁、化痰、祛湿、和胃健脾的作用，主要适用于气机郁滞的病证，治疗脘腹痞满，疼痛，呕吐，噎膈，食欲不振，大便不调，舌苔薄腻，脉弦滑有力的证候。临床常用的行气药有香附、乌药、木香、砂仁、陈皮、枳壳、枳实、厚朴、槟榔、大腹皮、白豆蔻等。其中香附、乌药、木香，擅于止痛；枳壳、大腹皮，除满消胀；砂仁、白豆蔻，化湿醒脾；厚朴、槟榔、枳实，通下导滞；陈皮、枳壳，还能化痰。同中有异，治各有宜。

1. 加味乌药汤（《济阴纲目》） 主治肝郁气滞，行经腹痛，小腹胀，胸闷泛恶，苔薄白，脉弦涩者。方中乌药、香附、木香、砂仁、延胡索，相须为用，加强行气、止痛作用，配以甘草缓急，并调和诸药，则功效尤为明显。原方治疗痛经，笔者根据多年临床经验，移治脾胃气滞作痛，疗效亦佳。

2. 越鞠丸（《丹溪心法》） 行气解郁，用于气、血、痰、火、湿、食诸郁，胸膈痞闷，吞酸呕吐，饮食不消等症，方用香附为君，行气活血，理脾疏肝，抓住郁证的主要矛盾，切中病机。配川芎活血，气行则血行。配山栀清火，苍术化痰湿，神曲消食。气行则痰、湿、食、火诸郁俱解。近代报道用于治疗慢性胃炎、溃疡病、慢性肝胆系统炎症等，还可以根据不同情况，随证加减。如气郁加木香、砂仁；痰郁加半夏、陈皮；湿郁加厚朴、枳壳；食郁加山楂、麦芽；火郁加黄连、青黛；血郁加桃仁、红花。另外还可以拆开来应用，如气郁血瘀，香附配川芎；气郁湿滞，香附配苍术；气郁食积，香附配神曲；气郁火盛，香附配山栀等。

行气止痛、行气解郁、行气化痰是临床最常用的几种方法。行气药大多辛香温燥，每易耗伤正气，灼伤津液，故只能暂用，中病即止，不可久用。特别对于脾胃气虚，或阴虚的患者，更需谨慎,即使有气滞现象,也必伍以益气或养阴的药物。

三、降气法

降气法,又称降逆法,主要用于胃气上逆,失于和降,而见呕吐、呃逆、噫气、恶心、吐酸、噎膈、反胃等病症。临床常用的降气和胃药物有:旋覆花、代赭石、半夏、生姜、竹茹、黄连、丁香、柿蒂等。其中旋覆、代赭偏于平肝降逆;竹茹、黄连偏于清热降逆;半夏、生姜偏于化痰降逆;丁香、柿蒂偏于止呃降逆。虽同有和胃降逆的作用,而又施用不一。除了止呕、止呃外,有些药物还有化痰、止喘、通下、平肝的作用。胃气上逆之证,有寒热虚实之分。寒证宜配干姜、肉桂,温中散寒;热证宜配茅根、芦根,清热和胃;虚证宜配党参、茯苓,补益脾气;实证宜配砂仁、厚朴,行气导滞。

1. 旋覆代赭汤(《伤寒论》) 原为伤寒病汗、吐、下后脾胃虚弱,胃气上逆,心下痞硬,噫气不除者而设。方中旋覆花消痰结,散痞治噫气;代赭石止反胃,除五脏血脉之热;生姜开结;半夏逐水;人参补中;甘草、大枣益胃。用治反胃,噎膈,呕吐,呃逆,见脘腹痞满、胃气虚弱者,每获良效。旋覆、代赭二味配合适用于各种脾胃病证之气逆不降者。大便不通者,方中去参、草、枣腻膈之品,加瓜蒌、风化硝、大黄、枳实,镇逆通下,取其六腑以通为补之意。旋覆代赭汤用于偏于胃虚有寒的气逆病证。

2. 橘皮竹茹汤(《金匮要略》) 具有补虚清热,理气降逆的功用。主要治疗胃虚兼热,上逆而呕者。由于久病胃虚,气失和降,方中橘皮理气和胃,人参补益胃气,二味合用行中有补;竹茹清热和胃,生姜降逆止呕,二味合用清中有温。甘草、大枣用以补虚安中。

3. 半夏泻心汤(《伤寒论》) 此方为辛开苦降的代表方剂,主治寒热错杂,脾气虚寒,胃家有热,呕吐,恶心,胃脘痞满,腹鸣泄泻,舌质淡润,舌苔薄黄,脉沉濡或滑数等证。黄连、黄芩苦寒泄降，以清中焦之热；干姜、半夏辛温开通，以除中焦之寒；参、草、大枣补养脾胃，以益中焦之虚。

四、理气法的运用

理气法，用于脾胃气滞之证，主以加味乌药汤、越鞠丸。气滞夹寒，以良附丸温而行之；气滞夹热，以金铃子散凉而行之；气逆不降，则以旋覆代赭汤主之，虚者用参，实者则去之。

1. 行气主要以调畅气机、解郁止痛为主；降气主要以和胃降逆、止呕开痞为主。临床上气滞与气逆可同见，故两法又常配合运用。

2. 理气药物大多香燥，生用更著，炒用可减轻温燥之性。还可用花类，如代代花、厚朴花、玫瑰花、绿萼梅等，其香气在而燥性缓，尤宜于虚弱患者。

3. 理气药还常配用和血药。《难经》云："气主煦之，血主濡之。"气病用气分药不效时，可以少佐血分药，气血流通，每获效验。常用的和血药，如当归、川芎、延胡索、泽兰、茜草等，可酌用一二，用量不宜过重，以免喧宾夺主。

4. 在应用理气剂取得一定疗效时，还须配合六君子汤、归脾汤等调补气血。归脾汤养血可以柔肝，以免肝之横逆；六君子汤补气，可以健脾，以御肝之克伐。治疗宜以理气开头，以补益善后。

芳化苦燥淡渗祛湿诸法

凡能祛除湿邪、治疗湿病的方法，概称为祛湿法。根据湿病的不同情况，祛湿又有几种不同方法，如芳化、苦燥、淡渗等，为湿病于上、中、下不同病位而设。祛风化湿、清暑利湿、除湿化痰、温化水饮,为湿病的兼风、兼暑、夹痰、夹饮而设。又因湿病有寒、热病证的不同,故有温化寒湿、清利湿热两大法门。祛湿法,用于湿邪困脾之证,主以胃苓汤。寒湿者,合以实脾饮化裁;湿热者,清热祛湿;湿盛于热者,用茵陈五苓散;热盛于湿者,用茵陈蒿汤;热毒偏盛者,用白头翁汤。

一、湿病的病理特点

湿邪性质属阴,重着黏腻。湿,在正常情况下为六气的一种,否则为淫邪而侵犯人体。或由皮毛,或由口鼻,或由外感,或由内伤,感染途径广泛,人们容易罹患,临床多见。湿病其来也渐,病变过程较长,且多迁延难愈。湿之为病,从外感常兼风、寒、暑、热之邪,可为风湿、寒湿、暑湿、湿温等。从内伤多合痰、饮、水、食之物,而成湿痰、水湿、痰饮、食积等,在治疗上必须兼顾。湿病的治疗,宜以和解、分利,只能因势利导,逐步祛除,毋以急求。

二、湿邪的传布与脾胃的关系

湿邪侵入人体,主要有外感、内伤两种途径。外湿多因人们不慎起居,淋雨冒湿,居处潮湿所致,往往表现为头痛,身重,肢体酸楚,寒热起伏,汗出不畅等肌表、经络病证,并可逐渐进展,由外而内,由经络而脏腑,形成内湿。内湿多为饮食不节,恣食生冷、瓜果、油腻所致,从而影响脾胃纳化,引起升降失司、清浊相干的内湿病证,可见有胸满,脘痞,腹胀,呕吐,恶心,大便泄泻,痢疾,食欲不振等。此外病人脾胃虚弱,脾阳不足,运化失职,更容易产生内湿。内湿也可逐步传及经络而形成内、外合病的情况。不论内湿、外湿,都可以伤及脾胃。湿邪由经络入脏腑,或由饮食入脾胃,均影响脾胃升降的功能,打破脾胃的燥湿平衡。久之则影响脾胃阴阳之协调:或伤脾阳而食入不化,大便溏薄;或伤胃阳而食纳不振,不知饥饿,呕吐恶心。因湿为阴邪,易伤阳气之故。祛湿首先必理中焦，和脾胃，调升降。湿性阴浊黏腻，有质无形，不仅影响中焦脾胃，且常弥漫三焦，影响上焦心肺，下焦肝肾。

《素问·灵兰秘典论》云："三焦者，决渎之官，水道出焉。"三焦为水谷之道路，主持水液的升降出入和通调排泄。如果三焦为湿邪弥漫，气机阻滞，湿郁上焦，则肺气不能通调、肃降，腠理开合失司，寒热起伏，汗出不畅，咳嗽，气喘，痰多，胸闷。湿郁中焦，脾胃无以纳化，清浊升降失司，燥湿不能平衡，则脘腹痞闷，恶心呕吐，食纳不馨，大便不调。湿郁下焦，则肾不主开合，膀胱排泄不利，则小便不利，四肢浮肿，腰膝困重，或大便黏滞，排便不爽。

三、治湿的法则

治疗湿邪，必须分利三焦。在上焦以芳化宣透，肺气调则湿自化，可用藿香、佩兰、杏仁、菖蒲、大豆卷、射干等。在中焦以苦温燥湿，脾胃中焦得治，则湿亦自化，可用苍术、厚朴、陈皮、半夏、砂仁、蔻仁等。在下焦以淡渗利湿，"通阳不在温，而在利小便"，可用茯苓、猪苓、泽泻、滑石、薏仁、通草、竹叶、茵陈等，可见治湿不利小便，非其治也。临床分利三焦，常以三组药物同用，根据病情有所侧重。寒湿病证多伤阳气，宜用温化寒湿，甚则益气、温阳；湿热证者多伤阴液，表现热证，宜用清利湿热，甚则养阴生津。治疗湿邪，只有辨出湿病的表里、寒热、虚实，及上中下三焦的病位分布、兼夹病邪的不同，才能正确的治疗。

1. 芳香化湿(浊) 凡用芳香化湿的药物，祛除上、中、下焦湿邪的方法，称为芳香化湿法。其主要适用于发热恶寒，汗出不畅或无汗，头重痛，肢体酸楚，胸腹痞满，呕吐恶心，食欲不振，大便不调，舌苔白腻而润，脉濡者。芳香化湿法，能发汗解表，运脾和胃，在临床上能起到退热、止痛、止呕、止泻、化湿的作用。

(1) 藿香正气散(《太平惠民和剂局方》)：主治外有风寒、

内有湿滞，造成上述病证者。藿香、苏叶、白芷芳香，辛温解表，以除肌表外湿；厚朴、半夏、陈皮苦温燥湿；桔梗宣肺利咽；神曲消导化食；茯苓淡渗利湿；白术、甘草和中健脾。目前临床常用此方治疗胃肠型感冒、急性肠胃炎等。

(2) 藿朴夏苓汤(《医原》)：以藿香、厚朴、半夏、茯苓四味为主，辛苦淡合用，加蔻仁、薏仁、杏仁和利三焦，猪苓、泽泻渗利，豆豉解表，主治夏季吐泻、中焦湿滞病证。

(3) 五加减正气散(《温病条辨》)：主治中焦湿温，升降失司，气机阻滞，脘腹胀满，舌苔腻者。五方均以藿香梗、川厚朴、陈皮、茯苓皮为主。藿香用梗不用叶，取其走中不走外，解表作用不足，理气化湿更好；厚朴、陈皮苦温燥湿，理气和胃；茯苓用皮以利小便，俾湿从下窍而去。诸方俱以正气散化裁，易法活用。

2. 苦温燥湿　凡用苦味性温的药物，祛除中焦湿邪的治法，为苦温燥湿法。其适应证主要是湿困脾胃，升降失司，胸腹满闷，呕吐纳呆，大便溏泄，或泻下不爽，有后重感，舌苔厚腻，脉滑。苦温燥湿，燥能化湿，苦能平胃。

(1) 平胃散(《太平惠民和剂局方》)：方药俱辛苦而温，治中焦寒湿诸证。局方原治“湿淫于内，脾胃不能克制，有积、饮，痞膈中满者，及山岚瘴气，不服水土”。后世以本方为主加减甚多。方中以苍术燥湿，健脾且能发散；川厚朴降逆止呕，苦温燥湿；陈皮理气化痰；甘草调和诸药。如加藿香、半夏，名不换金正气散，治胃寒腹痛呕吐；合五苓散，名胃苓汤，治水泻寒证；合小柴胡汤，名柴平汤，治疗疟疾；加丁香、砂仁、内金治便血等。

(2) 二陈汤(《太平惠民和剂局方》)：为治痰通剂，其适应证为脾胃有湿，咳嗽痰多，胸膈胀满，呕吐恶心，头眩心悸等。湿阻中焦，脾运不健，则痰自内生。稠者为痰，稀者为饮，水湿其本也。得火则结为痰，随气升降，在肺为咳，在胃则呕，在头则眩，在心则悸。治痰通用二陈汤，半夏、陈皮，辛温而苦，归脾胃二经，燥湿健脾，理气和胃。配茯苓淡渗，甘草和中，俾中运得健，湿无由积，痰无由生。本方临床加减应用甚多，可治一切痰证。如热加芩连，风加芎菊，湿加平胃，寒加姜桂，虚加参术，实加硝黄等。二陈汤加竹茹、枳实为温胆汤，治疗胆虚失眠，心悸，怔忡，眩晕等症；加胆星、枳实名导痰汤，治顽固性痰病。诸如此类，二陈汤在临床可随机化裁，如配清热、温中、消导、泻肝、降逆、养阴、益气等。

3. 清热利湿　凡清热和利湿同用，治疗湿热内蕴病证的方法，称为清热利湿法。其适应证为头重身痛，发热，汗出，胸腹痞满，呕恶纳呆，大便溏薄，或泻而不爽，口渴不欲饮，小便短少或赤涩，舌苔白腻或黄，脉濡数。其证候特点：初起在表，而见身重头痛，发热，恶寒，胸闷，汗出等；进而及里，胸腹痞满，呕恶吐利。随病情发展，有偏湿、偏热的不同。偏湿者虽渴不多饮，发热不高，苔白腻，脉不数，属足太阴脾；偏热者见口渴引饮，发热较高，苔黄腻，脉数，属足阳明胃。故在治疗上必须重视表里、湿热、脾胃之别。初起表证，治宜芳化宣透。里证须分湿重，热重。热甚于湿，宜苦寒清热为主，如芩、连、山栀，或以甘寒清热，如石膏、寒水石等。湿甚于热，当以苦温燥湿为主，如前法。二者均必配以淡渗，如茯苓、猪苓、滑石、薏仁、通草等。其代表方剂有三仁汤、甘露消毒丹、连朴饮等。

（1）三仁汤（《温病条辨》）：主治上焦湿温，头痛恶寒，身重痛，午后身热，胸闷不饥，不渴，苔白，脉濡细者。证偏于表，湿重于热。以杏仁、蔻仁、薏仁分利三焦之湿，通草、滑石、竹叶淡渗，半夏、厚朴苦温除湿，共成宣化畅中、清热利湿之功。

（2）甘露消毒丹（《温热经纬》）：治湿温初起，邪在气分，身热肢楚，胸闷腹胀，无汗，神烦，或汗出热不退，溺赤便秘，舌苔黄，脉数，以及暑湿时疫、颐肿咽痛、吐泻、疟痢、黄疸等证。方用藿香、薄荷、蔻仁、菖蒲，芳香化浊，开泄气机；黄芩、连翘，清热解毒；滑石、木通、茵陈，清利湿热；贝母、射干，清咽化痰，开泄上焦。清热，芳化同用，力量较强。

(3) 连朴饮(《霍乱论》):为中焦湿热并重,呕吐,泄泻,身热,苔黄,脉数病证而设。方中苦泄清热以黄连、山栀,苦温燥湿以半夏、厚朴;加以芦根生津,豆豉透表,菖蒲芳化,合用以清热燥湿、理气化浊。

4. 温化水湿 温化水湿,主要作用是温阳化湿,治疗湿从寒化,阳不化水,如痰饮、阴水、肾着等证。常用药有干姜、附子、肉桂,配合利水药物。常用方剂如苓桂术甘汤和实脾饮等。

(1) 苓桂术甘汤(《伤寒论》):主治中阳不足,水饮内停。证见胸胁支满,气上冲胸,起则头眩,口和不渴,便解见溏,心悸气短,苔白而滑,脉弦滑。治宜温运中阳,蠲化水饮。方以茯苓为君,健脾利水;桂枝温阳化气为臣;白术健脾燥湿,佐茯苓,消痰以除支满;甘草补中,佐桂枝,健土以制水邪。苓桂术甘汤是治疗痰饮病的主要方剂,若脾气虚甚者,加人参,痰多者,合以二陈,随证配合,应用甚广。笔者在临床应用本方,常配合疏肝、理气、健脾、和胃之品,药有:藿香、佩兰、香附、柴胡、郁金、半夏、陈皮,治疗眩晕、心悸(心律失常:室性早搏,心动过速),疗效显著。

(2) 实脾饮(《济生方》):主治脾阳不足,水饮内停,下半身肿甚,胸腹胀满,身重懒食,手足欠温,口不渴,苔润而厚腻,脉沉迟者。宜温中健脾,行气利水为法。方以干姜、附子、草果,温中祛寒;白术、甘草、生姜、大枣,实脾补虚,土健则水利;腹皮、茯苓、厚朴、木香、木瓜,行气利水,气化则湿化。气者水之母,土者水之制,通阳则气化,气化则水行,土实则水制,故方名曰"实脾"。此方重在温中利气导水,阴水寒盛而气不虚者颇宜。实脾饮也是笔者常用方之一。对于寒湿困脾,阴盛水肿,症见四肢面目浮肿,四肢不温,腹胀便溏,纳呆食少,苔白而腻者,常于本方加入芳香化浊、醒脾开胃之品,如藿香、佩兰、苏叶等,以苍术代白术,燥脾祛湿,健脾消肿,疗效显著。

总之,湿病其来也渐,初起往往不被人察觉,因而病理反应也不典型,初期可似外感,晚期又似内伤,诊断上往往也有一定困难。因此运用祛湿法，尚需辨别湿邪部位的上下、内外之分，审察病情应别寒热、虚实之异。

消食导滞与消导法

凡能行气宽中，化食导滞，使气血流畅，恢复机体功能的治法，即为消导法。消食导滞，适用于食积停滞引起的脘腹痞满，恶食嗳腐，腹痛，或泄泻等症。食滞的病因，多为饮食失节，情志不调，劳逸不当所致。《内经》云："饮食自倍，肠胃乃伤。"饥饱无度，饮食太过，或恣啖酒肉油腻，伤及脾胃，致使脾运不及，停积而为食滞。或忧思伤脾，气机阻滞，不能宣达通降，亦可形成食滞。劳逸不当，劳则气耗，逸则气滞，过逸则身体活动量少，饮食不消，升降失司，形成食滞。

一、消导法常用方药

消食导滞常用的药物有：山楂、神曲、麦芽、谷芽、砂仁、莱菔子等。山楂善于消肉食油腻；莱菔子长于消麦面之积，兼以祛痰下气，宽畅胸膈；神曲长于消酒食及陈腐之积。本类药物一般均配理气、降逆等药物使用，以加强消食导滞之功。

1. 保和丸（《丹溪心法》） 主治食积停滞，胸脘痞满，腹胀时痛，嗳腐吞酸，恶食泛呕，或大便泄泻，食疟下利，舌苔厚腻而黄，脉滑。方中山楂、神曲、莱菔子均善消食；半夏、陈皮、茯苓，行气化滞，和胃利湿；食积化热，以连翘散结清热。诸药合用，共奏和胃消食之功。本方为消食轻剂，宜于食积未甚，而正气未伤者。

2. 枳实导滞丸（《内外伤辨惑论》） 消导积滞，清利湿热。积滞内阻，生湿蕴热，而见胸脘痞闷，下利泄泻，腹痛后重，小便赤黄，舌红苔黄腻，脉沉实者。方中枳实消痞导滞为君，大黄涤荡实积为臣,芩、连清热燥湿,茯苓、白术、泽泻渗湿和中,神曲消食为佐使。本方有推荡积滞,清利湿热之功。湿热及食积交阻胃肠,变生痢疾或泄泻。初起之时,清利湿热和消导去积二法合用,湿热积滞一日不去,则腹痛泄泻一日不除。只有湿热清,积滞去,下利、泄泻才能停止,此乃通因通用也。以上二方均为食积痰滞,内蕴于胃,正气未虚。若食积日久,脾胃气虚者,则当配合健脾药,如白术等。

3. 枳术丸(《内外伤辨惑论》) 有健脾消痞之功,治疗脾胃运化不及,饮食停滞,而见腹胀,痞满,舌苔白,脉虚等证。方中白术苦温,健脾燥湿,枳实苦寒,下气消痞,复用荷叶烧饭为丸,升养胃气,以助白术健脾之力。且荷叶与枳实一升一降,清升浊降,气机畅通,则中焦痞满可消。白术用量多枳实一倍,意在寓消于补,达到去邪而不伤正,扶正而不碍邪的目的。本方加神曲、麦芽,为曲麦枳术丸,增强消食导滞之功。加砂仁、木香,名为香砂枳术丸,以行气消胀,治饮食不化,气滞脘腹胀痛。如积滞郁而化热,则宜消而兼清;积滞而兼寒,则宜消导兼以温中等。

二、消导法使用注意

1. 消导药虽性质较和缓,但毕竟是克消之剂,对于临床纯虚无实者,应当禁用。而里实燥结已成非攻下不去者,用消导则药轻病重,杯水车薪。

2. 消导药用于逐渐形成的痞满积聚为宜,对食积不化者,既可单用,又可同下气通便药结合运用。

寒下、温下与润下

泻下法,也称下法,是中医重要治疗方法之一。所谓“下”,

就是运用泻下方药，使机体排便作用增强，通过排便达到治疗目的。泻下法，临床分为寒下法、温下法、润下法三种；泻下药以寒凉性质居多，而且用之最广。

一、寒下法

寒下法，用于攻下燥屎、宿食，荡涤实热，治疗里实热证，常用药如大黄、芒硝。但秽物不去，由于气之不顺，故攻积之剂，又配气分之药，如厚朴、枳实。常用方剂有大承气汤、小承气汤、调胃承气汤、凉膈散等。

1. 大承气汤（《伤寒论》） 主治有三：一治阳明腑实，症见大便秘结，腹部胀满，硬痛拒按，甚则潮热谵语，苔黄厚而干，脉沉实。二治热结旁流，症见下利清水臭秽，虽利而腹满胀痛不减，按之坚硬有块，口干舌燥，脉滑数。三治热厥，抽搐，发狂，属里热实证者。阳邪入里化热，热盛伤津，实热与积滞壅结于肠胃，而成阳明腑实证，当以攻坚破结，荡涤肠胃实热积滞，才能使阻塞于肠胃的热结被一鼓荡平。故以大黄苦寒，泄热通便，荡涤胃肠为主药，辅以芒硝咸寒泻热、软坚、润燥，佐以枳实、厚朴消痞除满，行气散结。热结旁流者，虽下利清水，臭秽而腹满痛不减，是因肠中实热，积结较甚，是胃肠排除热结所产生的一种假象，治法应因势利导，通因通用，故宜大承气汤。里热实证，热甚伤津，筋失所养，出现抽搐，或影响神志，谵语甚至发狂，此仍需急下实热燥结，保存津液，故用大承气汤急下存阴。前人归纳“痞”、“满”、“燥”、“实”四字为本方临证应用的依据。如果误用，损伤正气，恐有寒中、结胸、痞气等变端，应加注意。

2. 小承气汤（《伤寒论》） 宗大承气汤，方中去芒硝，厚朴用量较大承气汤用量轻四分之三，枳实少用二枚。在煎法上，大承气汤后下大黄，再下芒硝，小承气汤三味同煎，可知小承气汤的痞、满、实亦较大承气汤证为轻。

3. 调胃承气汤（《伤寒论》） 用大黄、芒硝，不用枳实，可见其主治燥热内结之证更轻，并配伍甘草，取其和中调胃，不伤正气。本方比小承气汤平和，适用于阳明腑实证之较轻者。

4. 凉膈散（《太平惠民和剂局方》） 亦为泄热通便之剂，主治上中二焦热邪炽盛，心胸、肺胃受灼，出现烦躁口渴，面赤唇焦，口舌生疮，胸膈烦热，或咽痛吐衄，便秘尿赤，舌红，苔黄而干，脉滑数等证。方药即调胃承气汤，加栀子、黄芩、薄荷、连翘，清热泻火，使上中二焦之邪热上清下泄，则胸膈自清，诸证可解。

二、温下法

寒实内结，则阳气不运，以致胃肠传导无力而大便秘结，此时应温通寒凝，开其秘结，必用温通。常用药物是以泻下药配合附子、细辛、干姜等。

1. 大黄附子汤（《金匮要略》） 方中附子温经散寒为主药，以细辛辛温宣散，协附子以增其祛寒作用，用大黄泻下通便。有温经散寒，通便止痛的作用。用于实寒积聚，便秘腹痛，恶寒肢冷，舌苔白腻，脉沉而紧者。

2. 温脾汤（《千金要方》） 温补脾阳，攻逐冷积。治疗脾阳不足，阳气不行，以致冷积阻于肠胃，大便秘结不通，或久利赤白，腹痛，手足不温，脉沉弦者。方中附子、干姜、人参、甘草，温阳补脾，大黄荡涤推陈。本方即四逆汤加人参、大黄，故属温下之剂。

三、润下法

润下法，是滑润肠道以治疗便秘之法，多用于病情较缓，病程较长者，属于缓下之剂。便秘一般有两种病情：一种是邪热伤津，或素体火盛，肠胃干燥，以致大便秘结。治疗方法，宜滋润与寒下配合，润其燥以泻其热。常用药物如火麻仁、杏仁、芍药等与大黄同用，代表方麻子仁丸。另一种是阳虚肾亏，关门不利，或病后虚损，亦致大便秘结。治疗又宜温润，补其虚以润其下。常用药物如肉苁蓉、当归、升麻、牛膝之类，代表方有济川煎。

1. 麻子仁丸（《伤寒论》） 本方即小承气汤合火麻仁、杏仁、芍药、白蜜组成。小承气汤泻下通便；火麻仁、杏仁多脂润肠，芍药养阴和里，白蜜润燥滑肠，共奏润肠、通便、缓下之功。

2. 济川煎（《景岳全书》） 本方温补肾阳，润肠通便。药用当归、牛膝、肉苁蓉、泽泻、升麻、枳壳。虚甚者不用枳壳。

四、应注意的问题

1. 消导和泻下均能消除有形实邪，但临床运用上两者有所区别。泻下适用于骤急的有形实邪，而消导作用较缓，适用于势缓之积滞。

2. 通下剂大都易于耗损胃气，应得效即止，转于调理。还要注意忌口，不宜服食油腻及不易消化之物。

热者寒之与清热法

清热法，乃治疗温热疾病和脏腑内热常用的方法。正如《内经》所云："治温以清，治热以寒"；"热者寒之，温者清之"。清法常用于脾胃积热、大肠湿热等证、如口舌生疮，牙痛龈肿，腹痛下利，以及热痢下重等。其代表方剂有泻黄散、清胃散、黄芩汤、白头翁汤、玉女煎等。此外，左金丸虽为清泻肝火之剂，但在调理脾胃法中常运用于肝火犯胃所致胁痛、吞酸等症。

一、清热法常用方

1. 泻黄散（《小儿药证直诀》） 主要治疗脾胃伏火，口燥唇干，口疮口臭，烦热易饥等症。口为脾窍，唇为脾之外候，脾有伏热，故口燥唇干，口疮口臭，脾胃有热，故烦热易饥。方用石膏、山栀泻脾胃之热，藿香芳香理气，防风疏散伏火，甘草和中泻火，调和诸药。诸药合用以达清泻胃热之功。

2. 清胃散(《兰室秘藏》) 治疗胃有积热，上下牙痛，牵引头痛，喜寒恶热；或牙龈红肿溃烂，口气热臭，口干舌燥，面部发热，舌红少苔，脉滑而数。方中黄连苦寒泻火，生地、丹皮凉血清热，当归养血和血，升麻为阳明引经药，又具清热解毒之功，诸药合用而达到清胃火、凉血热之效。

3. 黄芩汤(《伤寒论》) 主治身热口苦，腹痛下利，或痢疾腹痛有热，舌质红，脉弦数等。方中黄芩清热止利，芍药和营止痛，甘草、大枣和中益脾，故具清热止利、和中止痛之功。

4. 白头翁汤(《伤寒论》) 主治热痢下重，腹痛便脓血，肛门灼热等症。方中白头翁清血分热，为热毒赤痢要药。黄连、黄柏清热解毒，坚阴止痢。秦皮清肝热，止热痢。合而用之，具清热解毒、凉血止痢之功。

5. 玉女煎(《景岳全书》) 乃清胃滋阴之方，主治少阴不足，阳明有余，烦热干渴，头痛，牙痛，失血等症。本方滋阴与清火并用，达到壮水制火之目的。方中石膏、知母清阳明之火，生地滋少阴不足，麦冬养阴清肺，与生地合用取其金水相生之意，牛膝导热下行。

6. 左金丸(《丹溪心法》) 肝经火旺，是由肝失条达，郁而化火，胃失和降，逆而上冲所致。症见左胁作痛，脘痞吞酸，呕吐泛恶，嘈杂嗳气，口苦，舌红，脉弦数。方中重用黄连，苦寒泻火，降逆止呕，少佐吴萸之辛温，开郁散结，下气降逆。本方具有辛开苦降，泄肝和胃之功。笔者常用此方与旋覆代赭汤合用，治疗胃脘痞闷，两胁胀痛，气逆不畅，嗳气吞酸等症，疗效颇为显著。

二、清热法的运用

1. 应根据病人的热势轻重，及体质强弱，投以适当的药量。

寒凉之品，用之过早、过量，有恋邪不解、损伤脾胃之弊。

2. 清热法主要针对实热而言，不要一见“炎症”，一概投以清热解毒。应辨别其虚实、寒热，避免用药失误，贻误病情。

3. 热证病因较多，病机复杂，因此务必审证求因。《医学心悟》说：“实郁之热，以攻而用；蕴闭之热，以利而用；阴虚血燥，以补而用；风寒闭火，散而清之；伤食积热，消而清之。”

谈谈急性吐泻的辨证与治疗

急性吐泻，在夏季较为常见，多由饮食不洁或冒暑贪凉、食生饮冷所引起。

吐泻是一个症状，古人把急性发作的吐泻叫做“霍乱”，汉代张仲景《伤寒论》里说：“呕吐而利，谓之霍乱。”“呕吐而利”就是吐泻交作的意思，由现代医学来看，它包括许多引起急性吐泻的疾病在内，如急性胃肠炎、食物中毒等，从它的症状记载来看，也可能包括着法定传染病的霍乱在内。

急性吐泻症是以上吐下泻为主，吐之前必有恶心，泻之前每有腹痛。吐泻是机体迫邪外出的一种表现，所以轻者因病邪随着吐泻得以宣泄有时可以自愈。但在重症患者多因邪气深入，吐泻剧烈，很快出现许多复杂的症状，就要根据不同的情况去辨证论治。

急性吐泻的辨证，由表里来分，本病初起即是邪居中焦，病在肠胃，应属里证；由虚实和寒热来看，本病热证多在初起邪盛的时候，寒证多在后期液脱阳微的时候。《内经》里说：“邪气盛则实，精气夺则虚。”因此本病热证多实、寒证多虚，所以辨别“寒”、“热”实为本病辨证上的一个重要关键。

在具体辨别“寒”、“热”的时候，还应该注意以下几点：①本病发病急促，寒热的转变很快，有时看来还是热证，转瞬之间即可变为寒证，不像一般疾病多有一定的阶段性。②一般疾病以四肢厥冷，脉象“沉”、“伏”为寒；本病热证患者，亦可因气机闭塞，阳气不达于四肢而现此脉证，不可一见“沉”、“伏”之脉和四肢厥冷，就认为是寒象。③一般疾病以口渴、尿短为热象，本病患者，多因津液耗伤，虽属寒证，也常出现急性吐泻口渴、尿短。

以上三点常常使人混淆难辨，必须在全身症状中细心推求，才能得到真情实况，其中尤以辨识患者的排泄物更为重要。如患者排泄物有腐臭气味时，多属热证；其不甚臭秽，或所下物如米泔水者，多为寒证。这又为辨别寒热中的一个重点。

急性吐泻的治疗，可以分为寒证与热证两类。现述之如下：

一、寒证治法

寒证每由于患者中阳素虚，脾胃虚弱，食生饮冷，或过于贪凉，致寒湿秽浊壅滞中焦，发生吐泻。其中也有由热证转化而来的。因此治法上多以化浊燥湿、健脾和温运中阳为主。下面介绍几个主要方剂。

1. 藿香正气散(《太平惠民和剂局方》) 本方有散寒燥湿，芳香化浊的功效。适用于外感风寒，内伤湿滞的急性吐泻，症见恶心，腹痛，寒热头痛，胸膈满闷，舌苔白腻，脉象濡弱。

处方：藿香 10g，紫苏、白芷、大腹皮、茯苓各 3g，白术、陈皮、半夏曲、姜制厚朴、桔梗、炙甘草各 6g。

方中藿香辛温芳香化浊、辟恶止呕，紫苏、白芷、桔梗散寒利膈，厚朴、大腹皮燥湿除满，半夏、陈皮降逆止呕，茯苓、白术、甘草和中健脾化湿。

2. 胃苓汤(《丹溪心法》) 加干姜、附子，本方有化浊渗湿，温中健脾的功效。用于寒湿内盛，吐泻不止，重伤脾胃，症见肢冷面白，恶心，腹痛，泻下清稀，尿短，舌淡白而滑，脉迟而涩。

处方：苍术、白术、陈皮、猪苓、泽泻各 6g，厚朴 4.5g，茯苓

10g,肉桂、甘草各 3g,加干姜 3g,附子 6g。

胃苓汤是由平胃散、五苓散二方组成。方中苍、白术健脾胜湿,厚朴除满宽胸,陈皮理气化湿,泽泻、二苓甘淡渗湿,甘草和中,肉桂、干姜、附子温中散寒。

3. 附子理中丸(《太平惠民和剂局方》) 本方有温运中阳,益气固脱的功效。适用于吐泻过剧,耗伤津液,阳气衰微的时候。症见恶心,腹痛,所下物如米泔,目眶下陷,转筋,以及手足厥冷,头汗出,脉微细。

处方:附子 6g,人参 10g,干姜、炙甘草、白术各 6g。

方中附子回阳救逆,干姜温中散寒,白术燥湿健脾,人参补中益脾,甘草和中健脾。

二、热证治法

热证由于感受暑湿之邪和食入不洁饮食所致。暑热侵入易于化热,不洁食物入于胃肠便成秽浊,脾胃因之运化失常,发生吐泻。所以在治疗时要用清热、利湿、逐秽、化浊等法。下面介绍几个主要方剂。

1. 燃照汤(《霍乱论》) 本方有清热化湿,逐秽化浊的功效。适用于暑秽夹湿的急性吐泻,证见发热头痛,脘痞烦渴,小便短赤,泻下臭秽,苔色黄腻,脉象濡数,或外现肢冷。

处方:飞滑石 12g,炒香豉 10g,焦栀子 6g,酒炒黄芩、佩兰各 4.5g,制厚朴、制半夏各 3g,白蔻仁(研末临服放入)2.5g。

方中滑石清热化湿,香豉、焦栀子泄热除烦,黄芩清热燥湿,佩兰、白蔻芳香化浊,川厚朴除满宽胸,半夏止呕降逆。

2. 蚕矢汤(《霍乱论》) 本方有舒筋、化湿、苦寒泄热的功效。适用于吐泻剧烈,津液耗伤。证见转筋,目陷,口渴,烦躁,小便短赤,腹部绞痛,所下物有腐臭气味,肢冷脉伏等。

处方:晚蚕砂 15g,生苡仁、大豆黄卷各 12g,陈木瓜 10g,川连 6g,制半夏、酒炒黄芩、通草各 3g,焦栀子 4.5g,陈吴萸 1.2g。

水煎后稍凉徐服。

方中晚蚕砂化浊归清，生苡仁、大豆黄卷、通草淡渗利湿，焦栀子清热，黄连、黄芩清热燥湿止泻，陈木瓜舒络，半夏降逆止呕，陈吴萸配川连可以止呕，配木瓜可治转筋。

3. 竹叶石膏汤（《伤寒论》） 本方有清热生津，益气和胃的功效。适用于暑热内伏的吐泻，证见腹部绞痛，手足逆冷，口渴心烦，自汗，小便短赤，吐下物腐臭气味，六脉俱伏，有真热假寒现象。

处方：竹叶 15g，生石膏 25g，半夏 10g，人参 6g，麦冬 10g，甘草 3g，粳米 15g。

方中竹叶、石膏祛暑清热除烦，人参、麦冬、甘草、粳米益气养阴，安中和胃，半夏降逆止呕，合用以祛暑清热生津，益气和胃。

此外有一种“干霍乱”，俗名“绞肠痧”的，发病猝然，腹中绞痛，欲吐不吐，欲泻不泻，闷乱不堪，甚则面色发青，四肢厥冷，头汗出，脉象沉伏，乃是气机窒塞、邪浊壅闭现象，也属于本病的实热范畴。治法先以烧盐方探吐，后服玉枢丹化浊开闭。还可以同时使用放血法和刮痧法治疗。

烧盐方：食盐一撮，放于刀上，火上烧之。后用温开水调服，以手指探吐，使浊秽吐出。

玉枢丹是一种成药，处方是：山慈菇、续随子、大戟、麝香、腰黄、朱砂、五倍子。本药有芳香泄浊，开闭逐邪的功效。

刮痧法：用于急性吐泻邪热炽盛，可以宣通脉络，引邪外出。法用边缘光滑的瓷匙或酒杯的边缘或铜顶针，沾香油按下列部位刮之：

1. 背部脊柱两侧，自上向下刮之。

2. 上下两侧肋间，沿着肋间自背后向胸前刮之。

3. 胸部沿着胸骨自上向下刮之。

4. 上肢内侧及下肢内侧自上向下刮之。

刮时先轻后重,直到被刮处出现红紫痧点为止。

怎样预防急性吐泻?根据多种胃肠道传染病的致病原因,应做到以下几点:

1. 消灭苍蝇,断绝传染媒介。

2. 注意饮食卫生,严格保管食物,不吃腐败变质的食物,不喝生水,生吃瓜果要烫洗。

3. 养成饭前便后洗手的卫生习惯。

4. 患者用过的碗筷等用具要用开水煮过消毒。

5. 夏天不要过于贪凉和饮食生冷。

(原刊于《中医杂志》1956 年第 6 期)

呕吐病因证治

呕吐是一个症状,由于胃失和降,气逆于上所引起。因此任何病证,有损于胃,皆可发生呕吐。呕吐二字,含义不同,有声有物为"呕",有物无声为"吐"。但实际上,呕与吐往往同时出现,故并称呕吐。

一、呕吐的原因

1. 外邪犯胃　风寒暑湿之邪或秽浊之气,侵害人体,影响胃腑,导致胃失和降,反而上逆,引起呕吐。

2. 饮食失调　如因饮食过量,及过食生冷、油腻,停滞不化,致使胃气不能下行,反而上逆,则呕吐酸腐,脘腹胀满。如《内经》所说:"物盛满而上溢,故呕也。"

3. 情志不和　此属精神因素,如有人嗅到某种气味,或见到某些污秽之物,即可产生恶心呕吐。又如肝郁化火犯胃,胸胁胀满而呕逆。如《内经》说:"是肝所生病者,胸(胁)满呕逆。"

4. 胃虚不降　此为脾胃本身虚弱,不能承受水谷之故,或由于身体虚弱,或由于病后失调,随着身体的气虚、阴虚、阳虚而出现胃气虚、胃阴虚、胃寒,停痰留饮等而引起呕吐。

二、呕吐的辨证

呕吐的辨证,要辨虚、实、寒、热。兹将张景岳论呕吐分虚实、辨病因的几段文字介绍如下:张氏说:"实者有邪,去其邪则愈,其虚者无邪,全由胃气之虚也。"又曰:"实邪在胃而呕者,必有所因,必有所见证。若因寒滞者,必多疼痛。《内经》云:'寒气客于肠胃,厥逆上出,故痛而呕。'若因食滞者,必多胀满;若因气逆者,必多胀连胁肋;若因火郁者,必烦热口渴,脉洪而滑,吐必涌猛,形气声色必皆壮丽;若因上感者,必多头身发热,脉浮而紧。"又说:"惟其虚也,或遇微寒、微劳,或遇饮食少有不调,或肝气微逆,即为呕吐者,总由胃虚也。果使胃强脾健,凡遇饮食,必皆运化,何致呕吐。"这就概要地指出了对呕吐的辨证及治法。

三、呕吐证治

1. 风寒犯胃证

症状:脘胀作痛,或吐泻交作。兼有表邪,发热,恶寒,头痛,肢痛,苔白,脉浮紧。

治法:疏解表邪,和胃止呕。

处方:藿香正气散(藿香、苏叶、白芷、大腹皮、茯苓、白术、半夏、陈皮、厚朴、桔梗、甘草、生姜)。

2. 暑湿犯胃证

症状:呕吐黄水,或吐泻交作,身热有汗不恶寒,心烦口渴,胸中懊侬,面垢,舌尖红,苔薄白,脉虚数。

治法:以清暑,和胃,化浊为主。

处方:用药如鲜藿香、佩兰、鲜荷叶、竹茹、扁豆花、姜炒黄连、鲜芦根、连翘等。如呕吐剧烈,用玉枢丹1~1.5g,以辟秽化浊。亦可用三棱针刺十宣及舌下金津、玉液出血,止呕之效更显。

3. 饮食停滞证

症状:吐物酸腐,吐后反觉舒畅,脘腹胀满,舌苔厚腻,脉滑有力。

治法:消食,化滞,和胃。

处方:用保和丸加减(山楂、神曲、半夏、茯苓、陈皮、连翘、莱菔子、麦芽、生姜),如积滞重,腹满便秘者,可加大黄导滞通便,使浊气下行,呕吐自止。

4. 肝胃不和证

症状:呕吐清水,吞酸,嗳气不舒,胸胁胀满,或疼痛,舌质红,苔薄腻,脉弦滑。

治法:泄肝降逆,理气和胃。

处方:用左金丸合旋覆代赭汤加味(黄连、吴茱萸、旋覆花、代赭石、生姜、半夏、柴胡、香附)。

以上四者均属实证,实证的特点病来势急,且多与腹泻同时并作;虚证病来势缓,时发时止。实证以祛邪为主,虚证以补虚为主。

5. 脾胃气虚证

症状:呕吐时作时止,面色萎黄,倦怠乏力,纳少便溏,舌质淡,脉濡弱。

治法:健脾化湿。

处方:用六君子汤(人参、白术、茯苓、甘草、陈皮、半夏)。

6. 胃阴不足证

症状:多发于热病之后,胃阴耗伤未复,呕吐时作时止,量不多,口干咽燥,饥而不能食,大便多燥结,舌红少津,脉细数。

治法:益胃生津,降逆下气。

处方:用麦门冬汤(麦冬、党参、制半夏、粳米、大枣、甘草),亦可加入石斛、花粉、竹茹、枇杷叶等养阴生津、清热和胃之品。

7. 胃寒呕吐证

症状:多与脾阳不足并见,兼有脘腹隐痛,四肢不温,大便或泻、或溏,舌质淡,脉沉弱,或沉迟。

治法:温中祛寒,补益脾胃。

处方:用理中汤(人参、干姜、白术、甘草)。对虚寒较甚,腹痛下利者,可加熟附子,名附子理中汤。

8. 痰饮内阻证

症状:由于脾胃虚损,健运失常,导致水谷不化精微,中脘停痰留饮,痰饮上逆而为呕吐,呕吐清水痰涎,兼有头眩,心悸,舌苔水滑,脉弦。

治法:温化痰饮,和胃降逆。

处方:用小半夏加茯苓汤合苓桂术甘汤(半夏、茯苓、生姜、桂枝、白术、甘草)。如痰蕴化热者,可用竹茹汤(竹茹、黄连、半夏、陈皮、枇杷叶),清热祛痰和胃。

泄泻证治

腹泻古称“泄泻”,泄泻二字含义不同:泄者如水之泄,其势缓;泻者势如直下,其势急。古有“五泄”之说,一谓飧泄,完谷不化,湿兼风也;二谓溏泄,肠垢污积,湿兼热也;三谓鹜泄,泻如鸭屎,湿兼寒也;四谓濡泄,下水而腹不痛,湿盛则濡泄;五谓滑泄,洞下不禁,湿兼虚也。由此可见泄泻的发生皆由于湿,故又有“无湿不作泻”之说。这里所谈的湿,是怎样产生的呢?总的来说离不开脾胃功能障碍,所谓“土虚不能制湿”。正如古人所说:脾胃受伤,则水反为湿,谷反为滞(不化),精华之气不能输,乃至合污(糟粕)而下降,则泻作矣。故曰“湿上壅而呕、下积而作利”,是为泄泻的发病机制。

泄泻发病的原因与呕吐大体一致，在此不再重复。现仅将泄泻的辨证和治疗介绍如下：

一、寒湿泻

症状：外感风寒，内伤饮食，泻下清稀或溏薄，腹痛肠鸣，或兼呕吐，发热恶寒，头痛，肢体酸楚，舌苔白腻，脉濡细。

治法：解表散寒，化浊祛湿。

处方：用藿香正气汤加减（藿香、紫苏、厚朴、苍术、生姜、木香、茯苓、大腹皮）。

如恶寒重者，可加荆芥、防风；如兼呕吐者，可加陈皮、半夏。

二、湿热泻

症状：发热下利，腹中痛一阵，泻一阵，其来暴速，粪便稀薄，或水样便，肛门灼热，大便热臭，身不恶寒，小便短赤，口渴，苔黄腻，脉数。

治法：清热祛湿止泻。

处方：用葛根黄芩黄连汤（葛根、黄芩、黄连、甘草）。

本方亦治表邪未解、里热已成，脉数有力者。用葛根外解肌表，以芩、连内清湿热，亦可加车前子、六一散以清热利湿。

三、暑湿泻

症状：盛暑之际，暑伤于外，湿盛于内，泻下黄水，其势暴急，常吐泻交作，身热，汗出，心烦，口渴，尿短赤，苔薄黄，脉虚大。

治法：祛暑利湿，化浊祛秽。

处方：用六一散加味（滑石、甘草、鲜藿香、鲜佩兰、扁豆花、鲜荷叶、茯苓、通草、木香、黄连）。

如呕吐剧烈，胃脘闷乱，可加用玉枢丹1g，以辟秽化浊。

四、湿泻

湿泻亦称濡泻。

症状:泻如纯水倾下,身重,肠鸣,腹痛不甚,舌苔白腻,脉濡滑。

治法:燥湿利水。

处方:用胃苓汤(苍术、厚朴、陈皮、甘草、白术、桂枝、茯苓、泽泻、猪苓)。

胃苓汤,即平胃散与五苓散合方而成,为治湿泻常用之剂。湿兼寒者,还可加姜、附;湿兼热者可加芩、连;湿兼滞者,可加山楂、神曲。

五、伤食泻

症状:泻下粪便,恶臭如败卵,脘腹痞满,泻后痛减,或兼呕吐,苔垢而浊,脉多滑数或弦滑,有暴食暴饮史。

治法:消食化滞。

处方:用保和丸(山楂、神曲、谷芽、麦芽、半夏、茯苓、陈皮、连翘、莱菔子)。

若积滞较甚,大便不畅,腹中胀痛者,可酌加大黄,取通因通用之意。

六、脾泻

脾泻即脾气虚作泻,脾虚则水谷难化。

症状:大便时溏时泻,排泄物为粥糊状,泻后即宽,不思食,食后脘闷不舒,面色黄,四肢倦怠,舌淡,苔薄白,脉象缓而乏力。

治法:健脾祛湿。

处方:用参苓白术散(党参、白术、茯苓、甘草、山药、扁豆、莲肉、砂仁、桔梗)。

七、虚寒泻

虚寒泻亦称鹜泄。

症状:大便澄澈清冷,色如鸭屎,时时腹痛,得暖则舒,四肢欠温,脉沉细或迟缓。

治法:温中健脾。

处方:用附子理中汤(党参、白术、干姜、附片、甘草)。

如兼呕吐,可加用灶心土,以温中止呕。

八、肾泻

肾泻即肾阳虚作泻,又谓五更泻。

症状:于黎明前脐下作痛,肠鸣作泻,泻后即安,腹部畏寒,有时作胀,下肢觉冷,舌淡苔白,脉象沉细。

治法:温肾暖脾。

处方:用四神丸(补骨脂、肉豆蔻、五味子、吴茱萸)。

九、痛泻

症状:即肝旺脾虚所致的肠鸣,腹痛,泄泻,每因气恼即发作,泻后痛减,舌苔薄白,脉弦而缓。

治法:泻肝补脾。

处方:用痛泻要方(白术、白芍、防风、陈皮)。

《医方考》说:“泻责之脾,痛责之肝,肝责之实,脾责之虚,脾虚肝实,故令痛泻。”简要地说明了本病的病因病机。

十、滑泻

症状:泄泻日久,气散不收,不能统摄。

治法:虽投温补,未顾收功,必行固涩。

处方:用赤石脂禹余粮汤(赤石脂、禹余粮)。

此外如石榴皮、米壳,亦有酸收固涩之功,此时可选用之。

十一、久泻

症状：气陷脱肛不收，四肢倦怠，动则气短，乃久泻，中气下陷所致。

治法：益气升清。

处方：用补中益气汤（黄芪、党参、白术、陈皮、当归、升麻、柴胡、甘草）。

治疗慢性溃疡性结肠炎的经验

慢性溃疡性结肠炎，又称慢性非特异性溃疡性结肠炎，是一种主要发生在结肠黏膜层的非特异性炎症性病变，多发于20~40岁中青年人。本病病因迄今不明，一般认为可能与感染因素、精神因素、遗传因素、大肠内酶的局部因素、过敏因素、自身免疫因素、防御功能障碍等有关。临床以腹泻、腹痛、大便脓血黏液，反复发作不止为特征，属于中西医难治病，病情缠绵，迁延难愈，治疗较为困难。

慢性溃疡性结肠炎以腹痛腹泻，肠鸣腹胀，黏液便，脓血便为主要临床特征，属于中医"泄泻"、"肠澼"、"痢疾"等疾病的范畴。本病病位在阳明燥金大肠，主要病机以脾肾阳虚为本。脾胃者，仓廪之官，五味出焉。胃主受纳，脾主运化，为后天之本，气血生化之源，气机升降的枢纽；肾为水火之脏，元气之根，先天之本，又为胃关，主司二便。若禀赋不足，脾肾虚弱，或饮食不节，脾胃受伤，或命门火衰，火不生土，水谷精微不能运化输布，水湿停留，气机阻滞，升降失常，关门不利，清浊不分，脂膏下流，则形成泻痢。脾脏气虚，运化失司；肾阳不足，火不生土。脾肾阳虚，不化不固，遂致大肠泻痢不止。故笔者在临床治疗慢性溃疡性结肠炎，以温补脾肾、理气燥湿为大法，喜用经验方："平正理肠汤"。

药用：藿香10g，苏梗10g，干姜6g，制附片（先煎）6g，苍白术各10g，厚朴10g，陈皮10g，补骨脂6g，炙甘草6g。

平正理肠汤，熔正气散、平胃散、理中汤、四逆汤、四神丸于一炉。方中藿香醒脾化湿，苏梗理气和中，干姜温中回阳、暖脾止泻，制附片壮元回阳、温中除湿，苍白术健脾益气，燥湿化浊，厚朴、陈皮理气燥湿，补骨脂温肾壮阳止泻，甘草调和诸药。共奏温补脾肾，理气燥湿之效，治疗慢性溃疡性结肠炎，效果满意。运用本方，尚应根据不同情况，随证加减。本病患者脾肾虚弱，气血乏源，正气不足，抗病能力下降，每易感受外邪。肺与大肠相表里，肺气闭郁，会加重大肠的病症。故兼夹外感者，应兼治其肺，笔者每去苏梗，加苏叶、杏仁、前胡、枇杷叶，以宣肺解表。甚者急则治其标，先治外感，再图本病。

脾土虚弱，肝木易乘。木郁土虚，多兼肝郁之证。凡见肝气郁滞者，笔者治疗兼以疏肝，常选加理气之药，如柴胡、白芍、香附、郁金、防风，以疏肝理气。肝气得疏，则脾虚易复。加白芍、防风，是合入了痛泻要方。或有兼肝阳上扰者，笔者治疗兼以平肝，常增用生龙牡、天麻、白蒺藜等平肝祛风之品。

脾胃为后天之本，气血生化之源。脾土虚弱，则心血不生，常兼见心脾两虚、心神失养之证，笔者治疗则兼以养心安神，加用酸枣仁、远志、石菖蒲、五味子之属。

胃与大肠，俱属阳明燥金，同气相求。胃气壅则肠湿滞，其泻急迫不畅，笔者治疗则加重和胃之力，增加半夏、木香、砂仁，胃和而肠畅。

注重脏腑之间的关系，随证化裁，方能得心应手。慢性溃疡性结肠炎，病程日久，病势缠绵，反复发作，迁延难愈。笔者常嘱咐病人，应该注重摄生，适寒温，调情志，节饮食，以利治疗和调养。

运用补中益气汤的经验

一、甘温除热治疗泌尿系感染

泌尿系感染属下焦湿热者为多见，常采用清热利湿法治疗。笔者或遇到劳倦伤脾，谷气不盛，阳气下陷阴中而致者，必以补中益气，甘温升陷方能取效。

[病例一]

张某，女，30岁，1992年11月1日初诊。

发热伴尿频，腰痛1年余。

每于下午自觉发热难耐，体温37.4℃左右，伴见腰酸痛，尿频，在外院诊为泌尿系感染，经用西药治疗，时好时作，遂请笔者治疗。述下午发热难耐，体温仅37.4℃左右，腰背酸痛，小便频数稍黄，无灼热疼痛感，少腹坠胀不适。察其面色㿠白，精神不振，舌质淡红，苔薄白，脉沉细弱。尿常规检查，白血球3~5个，未见红血球。

诊断为泌尿系感染。证属气虚下陷发热，膀胱气化不利。

治宜甘温除热法，方用补中益气汤化裁。

药用：生黄芪15g，炒苍术10g，炒党参10g，当归身10g，柴胡6g，升麻3g，陈皮10g，白茅根10g，大生地10g，炒芥穗5g，白薇6g，甘草6g。6剂。

二诊：药后自觉热退，体温降至37.1℃，腰酸痛、尿频明显减轻，少腹坠胀感消失，舌脉同前，尿常规检查正常。即见效验，不需更张，守法再进。

上方稍事变化，服至24剂，诸症消失。尿常规正常，改用补中益气丸口服，每次6g，每日2次，调理善后。随访6个月，未见复发,尿培养阴性。

二、补气升阳治疗脑动脉硬化症

脑动脉硬化症,多属眩晕范畴。《素问·至真要大论》曰:“诸风掉眩,皆属于肝。”一般多以平肝熄风,化痰活血为常法。笔者认为,脾胃为气机升降的枢纽,中气不足,清阳不升,亦每致眩晕,治疗当用补中益气,升举清阳,阳升阴降,眩晕自除。

[病例二]

孟某,男,65 岁,1992 年 3 月 16 日初诊。

眩晕反复发作 1 年余。

因思虑过度,睡眠不佳,而发生眩晕,曾在外院查脑电图、头颅 CT、心电图,未见异常,诊为“脑动脉硬化症”,服中西药治疗,效果不明显。

诊见头晕目眩,面白神疲,怠倦乏力,夜寐不宁,健忘,食欲不振,腹胀便溏,腰酸膝软,形体消瘦,语音低微,舌淡苔薄白腻,脉沉细。

诊为眩晕(脑动脉硬化症),证属脾肾两虚,风阳上扰。

治分缓急,先以补中益气,健脾化湿为法。方用补中益气汤加减。

药用:生黄芪 15g,炒白术 15g,党参 10g,当归 10g,柴胡 5g,藿香 10g,佩兰 10g,茯苓 15g,炒萸连各 3g,甘草 6g。药进 6 剂。

二诊:眩晕顿减,腹胀偶痛,便溏,眠安,腰膝酸软,舌脉同前。脾气来复,肾虚显露,肝脾不调。

治拟健脾补肾调肝为法。

药用:生黄芪 15g,炒白术 10g,陈皮 10g,当归 10g,炒防风 10g,白芍 10g,茯苓 15g,山萸肉 10g,泽泻 10g,沙苑子 10g,桑寄生 15g,续断 10g,杜仲 10g,藿香 10g,甘草 10g。服药 6 剂。

三诊:眩晕偶作,诸症均减,舌脉同前,病人欲服中成药,遂以香砂六君子丸，每日早、午各服6g，杞菊地黄丸30丸，每晚临卧服1丸，继续治疗，以收全功。

三、升陷固冲治疗功能性子宫出血

功能性子宫出血，是妇科常见病症，多见中气虚陷，脾不统血，冲任不固为患，笔者每以补中益气汤合胶艾汤治疗，屡用屡效。

[病例三]

张某，女，28岁，1993年10月6日初诊。

月经淋漓不断1个月有余。

患者今年3月不全流产，行刮宫术后，每次月经量多，经期前后不定，本次月经来潮至今32天，仍淋漓不断，经量时多时少，经用西药未见显效，来中医诊治。

症见面色萎黄，精神不振，腰酸背痛，少腹冷痛，纳谷不馨，舌质淡有齿痕，苔薄白，脉沉细迟。尿妊娠试验阴性。

诊为功能性子宫出血，证属脾肾两虚，冲任不固。

治宜补中升阳，益肾固冲，以补中益气汤合胶艾汤加减。

药用：生黄芪15g，党参10g，炒白术10g，柴胡5g，升麻5g，艾叶5g，阿胶珠10g，白芍10g，续断10g，杜仲10g，芥穗炭5g，炙甘草6g。服药6剂。

二诊：月经已止，诸症减轻，仍腰酸背痛，舌淡红苔薄白，脉沉细迟。补中升阳，脾气统血，故经止，仍需养血固冲以复旧。

药用：熟地10g，全当归10g，杭白芍10g，川芎10g，川杜仲10g，桑寄生15g，续断10g，阿胶珠10g，蕲艾叶5g。服药6剂。

三诊：诸症进一步减轻，微感身疲乏力，舌脉同前。遂以益气养血归脾法调治。

药用：生黄芪12g，全当归10g，酸枣仁12g，炒远志10g，广木香5g，白术6g，杜仲10g，川续断10g，桑寄生15g，藿苏梗各

6g，佩兰叶 10g，甘草 5g。服药 6 剂，嘱药后继服补中益气丸，以善其后。

治疗内伤发热的经验

发热，有外感内伤之别。一般外感发热，起病较急，病程较短，必有表证，治疗较易；内伤发热，起病较缓，病程较长，无表证特征，治疗或较困难。外感、内伤发热病因不同，治法迥异。其鉴别以《医宗金鉴·杂病心法要诀》说的较清楚：“内伤外感皆发热。内伤之发热，热在肌肉，以手扪之，热从内泛，不似外感之发热，热在皮肤，以手扪之，热自内轻也。”笔者临床治疗内伤发热的遣方用药，介绍如下。

一、清气化痰

痰热内结，见咯痰黄稠，胸膈满闷或疼痛，舌苔黄腻，脉弦或滑。用清气化痰丸（陈皮、制半夏、杏仁、枳实、黄芩、瓜蒌仁、茯苓、胆南星）。

如顽痰不化，可加橘红、川贝、海浮石；兼肝火犯肺者加桑白皮、青黛、栀子。

二、滋阴清热

阴虚生内热，见颊红潮热，心中烦闷。用青蒿鳖甲汤（青蒿、鳖甲、生地、知母、丹皮）。

如热邪灼伤肺阴，干咳不愈，舌红少津，形体消瘦，可用清燥救肺汤（桑叶、生石膏、甘草、人参、胡麻仁、阿胶、麦冬、杏仁、枇杷叶）；如阴亏火旺，可用丹溪大补阴丸（知母、黄柏、熟地、龟甲、猪脊髓）。

三、补脾益气

脾胃气虚，运化失职，见少气懒言，纳谷不香，周身发热，时便溏，脉细数，用“甘温除大热”，以补中益气汤、归脾汤为首选。夹有湿浊，酌加藿香、佩兰、苍术。

见阴寒内盛，格阳于外，高热面赤，四肢厥冷者，可用当归四逆汤；兼见下利清谷的脾肾阳虚证，用四君子汤合四神丸。

四、开郁理气

气机郁滞，见胸胁胀痛，走窜不定，身热不扬，纳呆，甚则恶心呕吐，矢气频频，可用柴胡疏肝散。

湿热熏蒸，见小便如茶色，皮肤发黄，加茵陈、栀子；肝经火旺，胁肋刺痛，呕吐泛酸者，加炒吴萸、黄连；内有宿食，完谷不化者，加焦三仙、莱菔子。如腑实不通，壮热不退，大便秘结者，“急下存阴”，以小承气汤加味。

五、活血化瘀

瘀血停滞，痛处不移，或有瘀块，口燥欲饮，心中灼热，唇舌黯，脉沉涩，用桃红四物汤治之；或据血停着部位不同，分别采用王清任诸逐瘀汤；如妇人“热入血室”，寒热如疟者，则用小柴胡汤。

另外，由于热病易伤津液，病程日久，脾胃易虚，“保胃气，存津液”尤其重要。所以，用药十分注意苦寒易克伐脾胃，亦忌大剂腻补而滞留热邪。

肝病证治三十七法

《素问·灵兰秘典论》说：“肝者将军之官，谋虑出焉。”肝主谋虑,在志为怒,怒伤肝。肝藏血,肝有储藏血液、调节血量的作用。肝性喜疏泄,肝之部位在两胁,厥阴经绕阴器而上循于身之两侧。肝主风,“诸风掉眩,皆属于肝”。《内经》:“其华在爪,其充在筋”,肝开窍于目。

一、肝气证治

肝气为病,可罹患全身,遍及上下。肝气抑郁,则气机不畅。气机不畅,则诸气皆郁,百病丛生。气有余便是火,故现实证、热证。气不足则为寒,故现虚证、寒证。肝气的表现,多以精神抑郁、胁肋胀痛为特点。肝气治疗以条达为主,所以用药多为芳香辛散,使其条达,一般均具有畅通气机的作用,但药性有峻猛程度之不同。笔者常用的药物有柴胡、青皮、香附、川楝子、郁金、延胡索、佛手、橘叶、沉香等,常用方剂有四逆散,以柴胡、白芍柔肝,枳实、甘草理脾;柴胡疏肝散,在四逆散的基础上加香附、川芎,以加强疏肝解郁,理气止痛的作用;逍遥散是四逆散去枳实,加当归、白术、生姜、薄荷,理脾疏肝养血,偏于虚;越鞠丸,香附理气,苍术燥湿,川芎活血,神曲消食,栀子泻火,行气解郁,偏于实;柴胡清肝散,上方加黄芩、栀子、青黛,兼清肝火等。

肝气证治有八:

1. 疏肝理气法　病机:气机郁结,本经自病。病证:肝郁证。方剂:逍遥散,越鞠丸。

2. 疏肝解郁法　病机:肝气暴逆,猝然而厥。病证:肝厥证。方剂:五磨散,柴胡疏肝散。

3. 疏肝降逆法　病机:肝气上逆,反侮于肺;或夹经少腹,上冲直窜。病证:气喘,冲疝。方剂:旋覆代赭汤,苏子降气汤。

4. 疏肝健脾法　病机:肝气久郁,脾失升举。病证:肝脾不和。方剂:四逆散,痛泻要方,金铃子散。

5. 疏肝和胃法　病机:肝气上逆,胃失和降。病证:肝胃不和。方剂:左金丸,平胃散。

6. 理气散结法　病机:肝气不舒,气滞痰结。病证:瘰疬。方剂:内消瘰疬丸。

7. 破气消坚法　病机:肝气郁结,瘀血癥结。病证:肝积。方剂:鳖甲煎丸,肥气丸。

8. 调气通经法　病机:肝气郁滞,冲任不和。病证:月经不调。方剂:通经甘露丹,川楝汤。

二、肝火证治

肝火为病,有虚火、实火、郁火之分。实火是终日不衰,虚火是日轻夜重,郁火是时作时止。肝火的症状,以头面为主,见面红耳赤,头痛,口苦等。肝火的治疗,实火宜泻,虚火宜降,郁火宜散。实火为实热,体质强实,宜泻肝,笔者常用龙胆草、大黄、黄连、黄芩、黄柏、芦荟等,常用方剂如龙胆泻肝汤、当归龙荟丸等。肝热较肝火为轻,宜清肝,笔者常用菊花、桑叶、牡丹皮、丹参、栀子、夏枯草、茵陈、青蒿等,常用方剂如丹栀逍遥散、夏枯草膏、青蒿鳖甲汤等。

肝火证治有九:

1. 苦泻肝火法　病机:肝经实火。病证:淋闭,暴发火眼。方剂:龙胆泻肝汤。

2. 滋阴降火法　病机:肝经虚火。病证:虚劳。方剂:六味地黄丸,一贯煎。

3. 清散肝火法　病机:肝经郁火。病证:瘰疬、结核。方剂:柴胡清肝散,升阳散火汤。

4. 清金制木法　病机:木火刑金。病证:咳嗽,吐血。方剂:清金丸,泻白散。

5. 清肝宁心法　病机:木火燔心。病证:热厥心痛,口舌生疮。方剂:大黄黄连泻心汤合导赤散。

6. 清肝泻胆法　病机:肝胆火盛。病证:梦游,惊恐。方剂:当归龙荟丸。

7. 清肝泻胃法　病机:肝热胃燥。病证:吐血,呕血。方剂:清肝凉胃饮。

8. 凉肝止血法　病机:肝火迫血妄行。病证:诸般血证。方剂:犀角地黄汤。

9. 清肝开窍法　病机:肝火生痰,痰火互结,蒙闭心窍,扰乱心神。病证:癫狂,口舌生疮。方剂:痫症镇心丹、牛黄清心丸。

三、肝风证治

肝风属于内风,风性动摇,善行而数变,肝风多窜,有动荡变幻之性,如眩晕、震颤、抽搐、拘挛、皮肤自觉如虫行等皆是。肝风的发生,多从火出,火既可因气郁而生,也可由阴亏血少而起。肝风的证治,只宜熄止于内,若用辛散、辛燥,则风气升动,或灼液伤津。笔者常用的熄风药有天麻、钩藤、僵蚕、全蝎、地龙、蜈蚣、蝉衣、羚羊角等,常用方剂为天麻钩藤汤。热甚发痉用羚羊钩藤汤,血燥风动用黄连阿胶鸡子黄汤,阴虚风动用三甲复脉汤、大定风珠。

肝风证治有七:

1. 平肝熄风法　病机:肝风轻扬,风阳上扰。病证:头风。方剂:菊花茶调散。

2. 镇肝熄风法　病机:水不涵木,肝风内动。病证:中风。方剂:镇肝熄风汤。

3. 熄风解痉法　病机:实热鸱张,热甚发痉,或血燥而筋失所养,内风时动。病证:痉病。方剂:天麻钩藤汤,羚羊钩藤汤,黄连阿胶汤。

4. 熄风豁痰法　病机:阴虚火动,痰火互结,煽动肝风。病证:痫证。方剂:定痫丸,镇心丹。

5. 熄风镇惊法　病机:心肝火盛,触惊受风。病证:惊风。方剂:安神镇惊丸,凉肝丸。

6. 滋阴熄风法　病机:阴血虚绝,虚风内动。病证:虚风。

方剂:三甲复脉汤,大定风珠,小定风珠。

7. 燥土疏风法　病机:土湿木陷,木陷风动。病证:慢脾风。方剂:半夏天麻汤,清震汤。

四、肝寒证治

肝之为病,一般都认为肝是厥阴风木,内藏相火,动则为热,故多为热证而少寒证。其实肝亦有寒证。肝寒的表现以寒疝、腹痛、痛经、积聚癥瘕等为特点。治寒宜温,但更应分虚实。肝之有余为实寒,宜用温化。肝之不足为虚寒,宜温补散寒。暖肝药,笔者常用附子、肉桂、吴茱萸、乌药、沉香、小茴香等,常用方剂如暖肝煎、橘核丸、血癥丸。

肝寒证治有四:

1. 暖肝散寒法　病机:肝胆虚寒。病证:寒呃,胆怯。方剂:暖肝煎,导气汤。

2. 温补肝肾法　病机:肝肾虚寒。病证:寒疝。方剂:当归四逆汤,吴茱萸汤,橘核丸。

3. 温运肝脾法　病机:肝脾寒湿。病证:泄泻。方剂:理中汤,良附丸。

4. 暖脾散寒、破滞化瘀法　病机:肝寒结聚,气滞血凝。病证:积聚癥瘕。方剂:木香顺气散,五积散,血癥丸。

五、肝虚证治

肝虚指肝之阴血不足,而肝肾同源,亦即乙癸同源,故肝阴血不足者,每见肾阴亦虚。同时肝虚者每见阳旺,故亦称阴虚阳亢。其临床特点为眩晕、目昏、耳鸣、盗汗等。肝虚的治疗宜补,也就是补肝之阴血不足。凡补血之品多入肝,补阴之药多入肾,而补肾亦能补肝,此阴血相生之故。补肝宜辨寒热,肝虚有寒,宜温补之;肝虚有热,宜清补之。笔者补肝血,以柔肝,常用白芍、当归、川芎、生地、枸杞子、阿胶等,常用方剂如四物汤、当归补血汤;补肝阴,以滋水,常用熟地、枸杞子、女贞子、山茱萸、何首乌、旱莲草、麦冬、沙参等,常用方剂如一贯煎、六味地黄丸;见拘急疼痛,柔肝以止痛,用芍药甘草汤、当归芍药散;肝虚不摄,血不内藏,崩漏者,用胶艾四物汤;肝虚不固,血不养胎,滑胎不孕者,养肝固胎,用胶艾四物汤合补中益气汤。

肝虚证治有五:

1. 补养肝血法　病机:肝血不足。病证:拘挛,雀目。方剂:四物汤,当归补血汤。

2. 滋补肝肾法　病机:肝肾阴虚。病证:虚劳。方剂:六味地黄丸,一贯煎。

3. 养肝和胃法　病机:肝胃阴虚。病证:烦渴。方剂:甘露散。

4. 养肝固摄法　病机:肝虚不摄,血不内藏。病证:崩漏。方剂:胶艾四物汤加止血药。

5. 养肝固胎法　病机:肝虚不固,血不养胎。病证:滑胎,不孕。方剂:艾附暖宫丸,奇效四物汤。

六、肝阳证治

肝阳者,乃肝阳盛,其因可由肝火上升,或肝血不足,或肝肾阴虚。肝阳的表现具有头晕目眩、头痛、面部烘热等特点。肝阳治疗就是“平”和“镇”,又随病情而不同。若系肝热肝火,化生肝阳,则凉之泻之,镇之平之,笔者常用的潜阳重镇药有石决明、珍珠母、代赭石、龙骨、牡蛎、磁石、生铁落等,常用方剂有加味磁朱丸、加味龙牡汤等。若肝肾阴虚,虚阳上越,则宜潜之降之,并佐以养阴滋肾之品。肝血不足,柔肝潜阳,四物汤加潜镇药;肝肾阴虚,水不涵木,滋阴潜阳,六味地黄丸加潜镇药;镇肝熄风汤潜镇清降之力较强;建瓴汤则滋养肾阴之作用较大;加减复脉汤,治真阴欲绝,虚多邪少,以滋补真阴为主。各有侧重,宜加以区别。

肝阳证治有四:

1. 平肝潜阳法　病机:肝阳上亢。病证:头痛,眩晕。方剂:加味磁朱丸,加味龙骨牡蛎汤。

2. 柔肝潜阳法　病机:阴血亏虚,肝阳上亢。病证:血虚肝旺。方剂:四物汤加潜镇药。

3. 滋阴潜阳法　病机:肝肾阴虚,肝阳上亢。病证:水不涵木。方剂:六味地黄丸加潜镇药。

4. 敛阴潜阳法　病机:阴血亏虚,虚阳浮越。病证:虚阳上越。方剂:建瓴汤。

五脏虚证与治疗

一、肺虚

1. 气虚　面白,声微,气短,自汗,或乍寒乍热。

治法:补益肺气。

处方:保元汤(人参、黄芪、肉桂、甘草),人参蛤蚧散,玉屏风散等。

2. 阳虚　肢冷,畏寒,自汗,面白,声微,气短,倦怠。

治法:肺为娇脏,易于动血,故应用温阳之品有所顾忌,常以益气之品代之。

处方:上述之保元汤(人参、黄芪、肉桂、甘草)。

3. 血虚　习惯上无肺血虚,一般包括在肺阴虚内。

4. 阴虚　咯血,肺痿,失音,气喘,潮热,咽痛,舌红。

治法:润肺益阴。

处方:保和汤(知母、贝母、天冬、款冬、花粉、薏仁、杏仁、五味子、甘草、马兜铃、紫菀、百合、桔梗、阿胶、当归、地黄、紫苏、薄荷、百部、生姜、饴糖),生脉散(人参、麦冬、五味子),琼玉膏(人参、生地、茯苓、白蜜),人参固本丸(人参、天冬、麦冬、熟地、生地等)。其他如清燥救肺汤、沙参麦冬汤、百合固金汤、补肺阿胶汤、月华丸、清咽宁肺汤等。

二、脾虚

1. 气虚 面黄,倦怠,懒言,食少,溲清,便溏,浮肿。

治法:健脾益气。

处方:四君子汤(人参、茯苓、白术、甘草),补中益气汤。

2. 阳虚 面色淡黄,腹痛便溏或泄,纳少,呕吐,呃逆,肢冷,腹胀,面浮肢肿。

治法:温运脾阳。

处方:附子理中汤(附子、干姜、人参、白术、甘草),小建中汤,香砂六君子汤,苓桂术甘汤。

3. 血虚 面无华色,或萎黄,虚黄,便血。

治法:益气补血。

处方:归脾汤(人参、白术、黄芪、当归、茯苓、龙眼肉、酸枣仁、远志、木香、甘草),人参养荣汤。

4. 阴虚 舌红,不思饮食,呃逆,呕吐,咽燥,便溏,噎膈。

治法:健脾养阴。

处方:中和理阴汤(人参、山药、扁豆、莲子、老米、燕窝,方出《不居集》),参苓白术散,慎柔养真汤等。胃阴虚当益胃养阴,如叶氏养胃汤(麦冬、白扁豆、玉竹、沙参、石斛、桑叶、甘草),及《金匮》麦门冬汤等。

三、肾虚

1. 气虚 盗汗,喘促,腰酸,遗精。

治法:补肾纳气。

处方:金匮肾气丸(六味加肉桂、附子),人参胡桃汤,青娥丸等。

2. 阳虚　面苍白，畏寒拘急，四肢逆冷，腰足酸软，头晕目眩，目无精光，精关不固，滑泄阳痿，精神萎靡，二便不禁，高年癃闭，或小便淋漓，喘而浮肿，水气泛滥，腹胀，面浮，肢肿。

治法：益火之源。

处方：金匮肾气丸，右归丸（鹿胶、枸杞、菟丝子、熟地、山药、山茱萸、杜仲、当归、肉桂、附子），斑龙丸，三因鹿茸丸，菟丝子丸，济生固精丸，四神丸，缩泉丸，苁蓉润肠丸等。

3. 血虚　肾血虚包括于肾阴虚之内。

4. 阴虚　朝凉暮热，面颊潮红，唇干舌燥，口渴，咽干，咽痛，五心烦热，骨蒸劳热，遗精盗汗，消渴，癃闭，劳淋，齿衄，溺血。

治法：壮水之主。

处方：六味地黄丸，大补阴丸（黄柏、知母、地黄、龟甲、猪脊髓），左归丸，河车大造丸，当归六黄汤，拯阴理劳汤，秦艽鳖甲散，清骨饮，金锁固精丸等。

四、心虚

1. 气虚　少寐，多梦，神倦，心慌，自汗。

治法：补益心气。

处方：安神定志丸（人参、茯苓、茯神、远志、菖蒲、龙骨）。

2. 阳虚　面色白，心憺憺动而觉空虚，心悸不安，脉来结代。

治法：温摄心阳。

处方：桂枝龙骨牡蛎汤（桂枝、白芍、龙骨、牡蛎、生姜、甘草、大枣），桂枝附子汤（桂枝、附子、生姜、甘草、大枣）。

3. 血虚　心悸，失眠，甚则怔忡。

治法：补益心血。

处方：养心汤（人参、白术、黄芪、甘草、陈桂心、当归、熟地、五味子、茯苓、远志、白芍）。

4. 阴虚　神志不宁，心烦，失眠，多梦，健忘。

治法：补益心阴。

处方：黄连阿胶汤（黄连、黄芩、白芍、鸡子黄、阿胶），安神丸，天王补心丹，酸枣仁汤等。

五、肝虚

1. 气虚、阳虚　肝气与肝阳在临床表现为实证，虽有时并见虚象，但此种虚象，常表现为木克土的脾虚，或上盛下虚的肾虚。李士材说："东方之木，无虚不可补，补肾即所以补肝……然木既无虚又言补肝者，肝气不可犯，肝血自当养，血不足者濡之水之属也，壮水之源木赖以荣。"这一说法代表了临床上的一般应用。

2. 血虚　头痛，眩晕，肌肤干涩，指甲干黄，月经涩少，或闭阻，目暗筋缓，内有瘀血则肌肤甲错，两目黯黑，胁痛腹满，甚则鼓胀。

治法：滋养肝血。

处方：四物汤（当归、川芎、熟地、白芍），当归补血汤，人参养荣汤，大黄䗪虫丸，补肝汤。

3. 阴虚　心烦易怒，筋惕肉瞤，筋脉拘挛，或大脱血后之头痛、目眩。

治法：柔肝养阴。

处方：一贯煎（沙参、麦冬、归身、生地、杞子、川楝），滋水清肝饮等。

六、虚证的舌诊

1. 气虚　舌色淡红，或见颤抖裂纹，重者舌淡白光莹。

2. 阳虚　舌色淡白无华，或见胖嫩舌面光滑，或见抖颤，脾阳衰败者可见雪花苔。

3. 血虚　舌淡白湿润，或见抖颤，严重者淡白光莹。

4. 阴虚　舌红绛少津，严重者舌绛光莹，或见裂纹，无苔，心火盛者，可见舌尖干红。

七、虚证的脉诊

1. 气虚　浮大无力，或见涩、虚、微、代等。

2. 阳虚　沉迟微弱。

3. 血虚　沉细无力，间见数象，虚甚则见芤脉。

4. 阴虚　细数，或弦数。

龚居中说："脉之可补者，浮而芤、濡、虚、大、迟、缓、无力，沉而迟、涩、弱、细、结、代无力。"又有人认为，浮沉迟数，无力者，分为气血阴阳之虚。《脉经》云："脉见数大，大则病进。"

治肾经验

肾具水火，既主一身之阴，又主一身之阳，为先天之本。笔者常应用益肾法治疗生殖功能、生长发育异常，以及其他脏腑的疾患。立法疏方遥承《内经》、《难经》、《金匮要略》之旨，同时又博采众长，熔朱丹溪、张景岳、赵献可、叶天士诸家学说于一炉，不执前人门户之见，结合临证心得，为我所用。用药但求平正，无所偏倚，则效如桴鼓。

一、治先天首当燮理阴阳

肾者主蛰，封藏之本，内寓元阴、元阳，以阴精为体，以元阳为用。肾脏发病机理多在于元阴、元阳不足，并由此所致功能与物质的失调。因此笔者认为治疗肾病，当以调整阴阳平衡为先务，视其偏颇，补其不足，制其偏亢，不可伐其有余。同时肾中阴阳合之则一，分之则二，相反相成，无阳则阴无以生，无阴则阳无以化。故欲补其阳，"必于阴中求阳，则阳得阴助而生化无穷"；欲补其阴，"必于阳中求阴，则阴得阳升而源泉不竭"。至于用药，精血厚味，滋柔温养之辈，方能顺应肾脏之性，以填精生髓，补阴复阳。肾为水脏，恶燥。刚燥之品劫阴耗液，究非宜于常服。阳虚最忌凉润，常用鹿角胶、韭菜子、淫羊藿、巴戟天、益智仁、补骨脂、菟丝子、肉桂、附子之类益火之源，以消阴翳。阴虚忌辛燥、苦寒，宜熟地、女贞子、旱莲草、龟甲、首乌、桑椹之属壮水之主，以制阳光；阴虚火旺，则当佐知母、黄柏等清泄相火。滋阴药收效较缓，因此有方有守，缓图渐取，方克有济。阴阳两虚，亟宜阴阳双补。本虚标实则当扶正祛邪。

［病例一］

李某，男，1岁半，1958年就诊。

囟门未合，头大，额顶青脉暴露，智力迟钝，项软头不能抬，手软不能握，足软不能立，指纹色淡，舌质淡，苔薄白，脉细软。

治以补肾益精，佐以健脾。

处方：熟地10g，茯苓10g，怀牛膝10g，党参10g，山药12g，山萸肉6g，泽泻6g，丹皮6g，五加皮6g，杜仲6g，炒白术6g，龟甲胶6g，黄芪6g，鹿角胶6g，砂仁4g，甘草3g。

6剂，蜜丸，每服3g，日2次，服3料后发育渐趋正常，改以谷、果、肉、菜食补调养，补益精气，巩固疗效。

［按语］ 本案先天禀赋薄弱，肾中精气不足，致发育迟缓，囟门不能如期而闭，手足软弱无力。以六味地黄丸滋肾养阴；加杜仲、五加皮、牛膝益肾健骨；更以龟鹿二仙胶从益阴中补阳，俾阳生阴长，固其本源；并以砂仁、白术、党参、黄芪、甘草益气健脾，助药力运化，使精血厚味之品，滋而不腻，补而不滞，更能发挥填精生髓之效。因小儿气脉未调，脏腑脆薄，未臻成熟，中州不胜重负，大剂峻补，必碍脾土运化。故小其制，以丸药缓图渐进，有方有守，调治年余，发育渐趋正常。

二、升督阳以后天养先天

补肾药多沉降下行，不宜于升发督脉阳气，故笔者常于五子衍宗丸中配伍羌活，名曰“五子衍宗一条羌”。羌活入足少阴肾经（《本草蒙筌》），“升而能沉”（《雷公炮炙药性解》），升能蒸动督脉清阳之气，以统诸阳经气血运行，沉能助补肾填精之品，直趋病所，使其发挥效力。然羌活温升，耗散阴血，故阴虚阳亢、上实下虚等证，皆宜慎用。

肾为先天之本，脾为后天之本，二者关系十分密切。其相互生养、促进，是维持生命的必要前提。肾中精气赖后天脾土的不断供给，方能不致匮乏。正如张景岳所说：“命门得先天之气，脾胃得后天之气也。是以水谷之海，本赖先天为之主，而精血之海，又必赖后天为之资，故人之自生至老，凡先天之有不足者，但得后天培养之力，则补先天之功亦可居其强半。”同时五脏之伤，穷必及肾，后天不继，尤常累及先天。补肾填精之品，又多滋腻呆滞，故宜配伍健脾和胃药同用，刚柔相济，消补并行。总之，遣方用药，若能掌握补肾不忘健脾的原则，疗效始能显著。

［病例二］

邢某，女，30岁，1980年11月26日诊治。

婚后三载未孕。某医院诊为“子宫内膜结核”，多方医治无效。腰酸腿软，四肢清冷，少腹感凉，行经稍胀，经色黯而量少，舌质偏淡，苔薄白，诊脉沉。

治以补肾、益气血为主，佐散寒理气。

处方：菟丝子30g，枸杞30g，车前子30g，覆盆子30g，杜仲30g，续断30g，沙苑子30g，鹿角胶30g，党参30g，茯苓30g，熟地30g，当归30g，白芍30g，阿胶30g，香附30g，五味子15g，羌活15g，白术15g，甘草15g，砂仁15g，川芎15g，艾叶15g，橘核15g，小茴香15g，苏叶15g，月季花20朵。

以上方3倍量为末，炼蜜为丸，每丸9g，每服1丸，日2次。1料后受孕。

［按语］本例肾阳不充，闭藏匮乏，致冲任虚弱，不能摄精

成孕。笔者以五子衍宗丸加杜仲、续断、沙苑温肾补阳；羌活升发督脉阳气；取“精不足者，补之以味”，用鹿角胶血肉之品，生精补髓；并以四君子健脾益气，俾后天接济先天；四物加阿胶养血益阴；更以艾叶、橘核、小茴香等散寒理气。全方突出“升督阳，补肾益精；培脾土，资养先天”的精神，配伍适宜，用丸药缓调，故而得孕。

三、察病机治肾以安五脏

元阴元阳秘藏在肾，脏腑之阴非此莫滋，脏腑之阳非此莫发。肾的生理功能健全，则“水不夹肝上泛而凌土湿，火能益土运行而化精微，故肾安则脾愈安也”。“一身皆治，百疾不生”。而其病理变化也在一定程度上反映了全身阴阳气血的变化。尤其是脏腑慢性痼疾，当阳气或阴精耗伤到一定程度，又会久病及肾，进一步造成真阴真阳亏损。因此益肾不仅能够治疗本脏的疾病，而且能够安五脏，治愈许多全身性疾患。要重视脏腑相关的理论，以整体观念，审因论治其他脏腑的病证。笔者从肾入手，用补火生土，滋水宁心，育阴潜阳，固本纳气，滋肾润肺等法治疗，多获良效。

［**病例三**］

陆某，女，25岁，1980年12月4日初诊。

胸闷，颈部憋闷，右胁疼痛，右乳胀甚，内有指大硬结，消谷善饥，每日食量达1斤5两，烦渴喜饮，大便干结如球，2~3日1行，舌质稍红，苔薄黄，脉细数，病已年余。

治拟疏肝解郁，清胃养阴为法。

处方：丹皮10g，赤芍10g，海蛤壳10g，柴胡9g，当归9g，薄荷3g，夏枯草15g，牡蛎15g，花粉15g，浙贝母5g，大黄5g，玄参12g，生地12g。

加减服用20余剂。

二诊：1981年1月12日，纳食恢复正常水平，每日进食7

两左右，右乳硬结消失，右胁疼痛等症亦见好转。惟颈部稍觉憋胀，嗳气，失音，大便偏干，2 日 1 行，舌红，苔薄黄，脉细。

续以养阴清热，佐疏肝解郁，以巩固疗效。

处方：生地 5g，熟地 5g，山药 10g，茯苓 10g，泽泻 10g，香附 10g，夏枯草 10g，丹皮 6g，黄柏 6g，知母 6g，郁金 6g。

5 剂，上症消失。

[**按语**] 本例症情复杂。颈部憋闷等皆由情志抑郁，肝气不舒，痰滞经隧所致。消谷善饥，烦渴引饮，属阳明热盛，灼伤津液。故初诊用柴胡、薄荷、贝母等疏肝化痰，大黄直折胃火，佐生地、花粉润燥养阴。然其病机在于肾阴亏耗，龙雷之火上燔，销铄胃津，究以阴虚阳亢为主要特点。二诊肝气渐疏，胃火已清，续用知柏地黄汤加味，壮水之主以制阳光。前期重在治标，后期重在滋肾培本，使五脏得润，以竟全功。

[**病例四**]

秦某，女，37 岁，1981 年 4 月 23 日诊治。

曾患急性肾炎，近 3 年血压波动在 200~180/130~110mmHg 之间，尿蛋白 +++，叠经中西医治疗，效果不显。

现症见头晕而胀，腰膝酸软，眼花干涩，心悸眠差，小便黄赤，大便偏干，苔薄白，脉弦细。

治以滋肾宁心，佐以利水为法。

处方：熟地 10g，山药 10g，旱莲草 10g，女贞子 10g，杜仲 10g，续断 10g，泽泻 10g，冬葵子 10g，酸枣仁 10g，柏子仁 10g，桑寄生 15g，远志 6g。

加减服药 11 剂，头晕等症消失，血压降至 138/86mmHg，尿蛋白减为 +。

[**按语**] 患者曾服近百剂平肝药无效。其头晕目眩，虽为肝用有余的表现，然其虚阳上扰，实由真阴不足以涵木所致。欲熄上亢之肝阳，则需滋肾之真阴，乃为治本之图。故以熟地、山药、旱莲草、女贞子养阴，杜仲、续断、桑寄生补肝肾、益精血，更

以酸枣仁、远志、柏子仁养心安神，佐泽泻、冬葵子清利下焦湿热。全方以滋肾为主，壮水之源，木赖以荣，虽不重在治肝，而肝阳自平。

［**病例五**］

陈某，女，50岁，1976年诊治。

哮喘至冬屡犯，历时10载。发则喘满咳吐，不得平卧，颜面虚浮，素腰酸膝软，动即喘促，气不接续，咽干，面红盗汗，舌红少苔，脉沉细。

治宜滋阴纳气。

处方：熟地12g，山药10g，泽泻10g，茯苓10g，麦冬10g，紫河车粉10g，丹皮6g，五味子6g，人参5g。

上方6剂，入蛤蚧1对，研末，为蜜丸，服3料。随访至今，未见大发作。

［**按语**］肺为气之主，肾为气之根。同时肾主水，水泛亦为痰。故当哮喘发作时以治肺为主，平时以治肾图本为要。本例乃久病及肾，致气阴亏耗，下元虚惫，不司摄纳之权。故以麦味地黄汤合人参蛤蚧散，加紫河车滋阴纳气，固摄真元，终使10年痼疾得以好转。

以上3例病情不同，但均重在治肾，以先天调理五脏。如此则下元充盛，五脏得养，恢复阴平阳秘的正常状态，实寓治病求本之义。

治水之道

治水之法，笔者一直遵循张仲景的治水之道：一为发表散水，二为温脏利水，三为开道泄水。用于临床，每有良好效果。

一、发表散水

仲景治水,腰以上肿的宜发汗。凡水气潴留,溢于体表,症见脉浮,汗出,恶风,而一身尽肿者,宜麻黄散水、石膏清热为主药。如《金匮要略》:"风水恶风,一身悉肿,脉浮而渴,续自汗出,无大热,越婢汤主之。"发汗在《黄帝内经》谓之"开鬼门"。这一方法不仅水现于外者可用,就是水停于内而有表证者亦可采用。仲景云:"病溢饮者,当发其汗。"溢饮的病因是饮水流行,归于四肢,当汗出而不汗出。其主要症状是"身体疼重",所以方主青龙,大小青龙汤均可应用。

二、温脏利水

中阳不足不能运化水液,则水气为病。寒水之气,可泛滥全身。如寒水波撼于心,则见脐下悸与欲作奔豚。心阳不振,蓄水上犯者,宜降冲利水。如《伤寒论》:"发汗后,其人脐下悸者,欲作奔豚,茯苓桂枝甘草大枣汤主之。"寒水波撼于肝,则见吐涎沫及头痛。肝寒水犯,阴浊上逆,而吐涎沫、头痛者,宜温肝降浊。如《伤寒论》:"干呕,吐涎沫,头痛者,吴茱萸汤主之。"寒水波撼于脾,则见气上冲胸,起则头眩。脾虚肝乘,水饮上逆,以致心下逆满,气上冲胸,起则头眩者,宜健脾利水,而制冲逆。如《伤寒论》:"伤寒若吐若下后,心下逆满,气上冲胸,起则头眩,脉沉紧,发汗则动经,身为振振摇者,茯苓桂枝白术甘草汤主之。"寒水波撼于肺,则见咳而微喘,发热。水寒射肺,咳而微喘者,宜温肺利水。如《伤寒论》:"伤寒,心下有水气,咳而微喘,发热不渴。服汤已渴者,此寒去欲解也。小青龙汤主之。"寒水波撼于肾,则见心下悸,头眩,身瞤动,振振欲擗地等症。肾阳不振,阳虚水犯者,宜温经行水。如《伤寒论》:"太阳病发汗,汗出不解,其人仍发热,心下悸,头眩,身瞤动,振振欲擗地者,真武汤主之。"总之,治疗上必温脾以壮中阳,崇土以制水气。

三、开道泄水

开道泄水，即《黄帝内经》"洁净府"之法，也就是开通水道，泄下水邪之义。又有缓泄和峻泄之分。缓泄，水势弥漫三焦，动于下则脐下悸，动于中则吐涎沫，动于上则癫眩，宜开下焦之渎而泄其水。《金匮要略》："假令瘦人，脐下有悸，吐涎沫而癫眩，此水也，五苓散主之。"五苓散有化气利水的作用，阳虚水蓄者宜之，阴虚水蓄者则不相宜。如《伤寒论》："若脉浮发热，渴欲饮水，小便不利者，猪苓汤主之。"猪苓汤有育阴利水的作用。若水饮逆于胃而呕吐，滞于膈而心下痞，凌于心而心下悸者，宜降逆消痞利水。如《金匮要略》："卒呕吐，心下痞，膈间有水，眩悸者，小半夏汤主之。"这类均为治水气之法。支饮偏溢于肺，症见咳嗽不得卧，短气不得息，宜直泄肺水。《金匮要略》："支饮不得息，葶苈大枣泻肺汤主之。"水停肠间，宜逐肠间水气。《金匮要略》："腹满，口舌干燥，此肠间有水气，已椒苈黄丸主之。"水饮内聚，充斥上下，内外泛溢，宜逐水涤饮。如《伤寒论》："太阳中风，下利，呕逆，表解者，乃可攻之。其人漐漐汗出，发作有时，头痛，心下痞，鞕满，引胁下痛，干呕，短气，汗出，不恶寒者，此表解里未和也，十枣汤主之。"十枣汤为攻水之峻剂，必须在表解的情况下，水势纯趋于里，而且形气具实，才可一用。

对失眠的认识与治疗

中医对睡眠的认识，《黄帝内经》即有丰富的论述，汉代张仲景创黄连阿胶汤、酸枣仁汤等方，现在临床仍在应用。中医药治疗失眠有很好的疗效。笔者对睡眠的认识和治疗失眠的大要如下：

一、对睡眠的认识

对睡眠的认识，笔者强调阴阳在睡眠中的主导作用。《灵枢·口问》说的好："阳气尽，阴气盛，则目瞑；阴气尽而阳气盛，则寤矣。"睡眠是人体阳气入于阴分，在这里阴阳跷脉起着重要的作用。《灵枢·寒热病》说："阴跷、阳跷，阴阳相交，阳入阴，阴出阳，交于目锐眦，阳气盛则瞋目，阴气盛则瞑目。"对睡眠障碍的认识，笔者推崇《内经》，认为人体阴阳失于和调，如老者之气血衰，脏有所伤，及精有所之寄，肺气盛，胃不和，则卧不安宁。

1. 阴虚失眠　阳入于阴则寐，阳出于阴则寤。阴气虚，阳不能入于阴，或阴不敛阳，则失眠。如《灵枢·大惑论》说："卫气不得入于阴，常留于阳。留于阳则阳气满，阳气满则阳跷盛，不得入于阴则阴气虚，故目不瞑矣。"

2. 胃不和失眠　胃为五脏六腑之海，其气以和降下行为顺，胃气不降，逆而上行，枢机不利，阴阳失调，则睡卧不安。《素问·逆调论》："阳明者，胃脉也。胃者六腑之海，其气亦下行，阳明逆不得从其道，故不得卧也。《下经》曰：'胃不和则卧不安'，此之谓也。"

3. 阳虚多寐　阴阳和调，寐寤自然，精神饱满。阳气白天营运于外，阳虚则气血懈惰，精神失养，心神不精，发为多寐。如《灵枢·天年》说："六十岁心气始衰，苦忧悲，气血懈惰，故好卧。"而《灵枢·大惑论》也说："卫气留于阴，不得行于阳。留于阴则阴气盛，阴气盛则阴跷满，不得入于阳则阳气虚，故目闭也。"

4. 湿重多寐　笔者认为，湿为阴邪，其性壅滞黏腻，阻塞阳气，影响阳气的运行和敷布；湿邪内生，壅遏中焦，气机升降失调，其气不清，亦致多寐。《灵枢·大惑论》说："肠胃大则卫气留久，……夫卫气者，昼日常行于阳，夜行于阴，故阳气尽则卧，阴气尽则寤。故肠胃大，则卫气行留久；皮肤湿，分肉不解，则行迟。留于阴也久，其气不清，则欲瞑，故多卧矣。"又说："邪气留于上焦，上焦闭而不通，已食若饮汤，卫气留久于阴而不行，故卒然而多卧焉。”

二、失眠的治疗经验

笔者治疗失眠，注重心、肝、肾和脾、胃、胆诸脏腑，本《内经》“补其不足，泻其有余，调其虚实，以通其道而去其邪则愈”。在心则滋养心阴心血，清心镇心；在肝则养肝血，滋肝阴，平肝镇肝；在肾则滋阴潜阳，交通心肾；在脾则健脾益气，养血安神；在胃、在胆则温胆和胃，化痰安神为主。

1. 失眠，精神亢奋，表现为惊狂善怒，躁扰不安者，责在于肝，宜重镇。益阴潜阳，镇静安神，用磁朱丸，神曲以护胃气。失眠，惊狂心悸，躁扰不宁者，宜滋阴安神，镇惊定悸，珍珠母丸。失眠多由心肝两脏互相影响，故重镇之镇肝与镇心，重镇之与滋养，往往同时合用。镇心安神，滋阴清热，用朱砂安神丸；失眠，心悸，心神不安，镇心之药，可用朱砂、磁石、龙齿、珍珠母，亦可合入养心之品，如酸枣仁、远志。

2. 神志不宁，表现为惊悸健忘，恍惚失眠者，责在于心，宜滋养。思虑太过，心阴损耗者，宜滋阴清热，补心安神，用天王补心丹。思虑太过，心脾耗损，大便溏者，宜健脾生血安神，用人参归脾丸。心血不足，出现燥象，当养心，用当归、地黄、麦冬、五味子、酸枣仁、柏子仁；补心，用人参、黄芪、桂元肉、当归、地黄。肝血不足，心烦不眠者，宜养血安神，清热除烦，用酸枣仁汤。滋补心肾，用柏子仁丸。

3. 痰湿壅遏，表现为胸膈气闷，易醒易惊，不得安寐者，责在于胃胆，宜化痰和中。温胆和胃化痰，与安神药合用，其效更佳。和胃温胆，用二陈汤、温胆汤、苓桂术甘汤。痰湿壅遏，脘闷不舒者，宜重在和胃化痰，用温胆汤合平胃散。痰湿化热者，用黄连温胆汤。胃气不降，食滞不和者，用平胃散合保和丸加减。

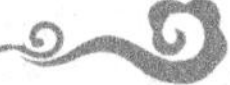

第三篇

医案医话篇

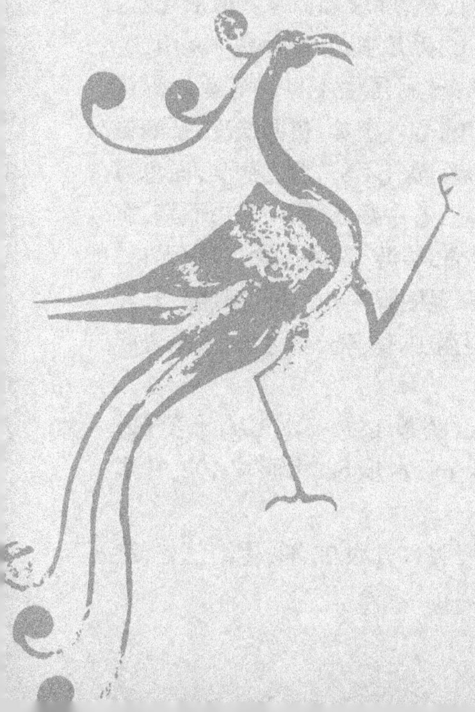

治脾以安五脏案

［病例］

张某，男，47岁，1973年10月会诊，解放军301医院，住院号：52046。

患再生障碍性贫血，十二指肠球部溃疡，慢性胆囊炎手术后，间质性肝炎，冠心病，阵发性房颤，继发性甲状腺功能低下，慢性气管炎和肺气肿等多种慢性病，均经住院确诊，住院已愈6载，始终濒于病危，递经中西医专家会诊治疗而鲜效，每周必输血200~400ml，当时已输血60000ml，服中药汤剂1800余剂。头晕目眩，面色晦黯，唇甲苍白而黯，心悸怔忡，失眠少寐，性欲消失，四肢浮肿，汗出畏寒，气短懒言，腰酸腿软，两胁疼痛，脘闷纳呆，腹痛腹泻，呕血便血，苔厚白腻，脉缓细而滑。血液化验，血红蛋白60g/L，白细胞计数4×10^9/L，血小板计数8×10^9/L，网织红细胞计数0.4%。骨髓象：显示再生不良。笔者分析认为，心悸怔忡，少寐失眠，自汗时出，心气虚矣；畏寒怯冷，腰酸腿乏，性欲全无，肾阳惫矣；两胁疼痛，嗳气不舒，肝已病矣；面色晦黯，气短懒言，肺气虚矣；头晕目眩，心中烦躁，唇甲苍白而黯，血亏极矣；身体重困，胸闷，腹胀腹痛，便溏，不思饮食，口中无味，舌苔白厚而腻，脉象细滑而缓，寒湿困脾矣；心、肝、脾、肺、肾五脏俱病，当以治脾为先，即拟燥湿温中，醒脾开胃为法，予平胃散合藿香正气散化裁。

处方：藿香10g，苏叶10g，云茯苓15g，苍术10g，干姜6g，附片6g，厚朴10g，木香6g，草果6g，木瓜6g，大腹皮10g，甘草10g，生姜3片。

连进4剂，即应，遂以此方续服。方服20剂，胃纳已佳，胸闷，胁胀，腹痛腹泻亦减。月余，即停输血。血液化验：血红蛋白91g/L，网织红细胞计数1.4%。继服上方出入。惟感头晕目眩，倦怠无力，间断腹泻，舌质淡，苔白腻，脉细弱，仍属脾肾两虚，治以温补脾肾。

第二次方：理中汤合四神丸加减。

处方：党参10g，白术10g，茯苓10g，干姜6g，附片6g，补骨脂6g，吴茱萸6g，木香6g，木瓜6g，藿香10g，甘草10g。20剂。

腹泻即止，大便日行1次，水肿亦消，其他病症均大减。至6年来第1次回家过春节，此时化验检查一切正常，骨髓象显示接近正常。

第三次方：以健脾养心，益气补血为主，方用人参归脾汤合当归补血汤。

处方：黄芪15g，党参10g，白术10g，干姜6g，附片6g，酸枣仁10g，远志10g，木香6g，当归10g，甘草10g。

连续服用本剂，历共4月余出院。患者血象上升稳定，心电图、X线及血清蛋白结合碘、肝功等检查，皆证再障等病缓解及痊愈，改嘱其继服人参归脾丸合金匮肾气丸，以补先后天之本。1974年、1975年2次骨髓象显示接近正常。1980年3月随访，患者已能半日工作，并且多次出差千里以外的东北而无小恙。

[**按语**] 1973年11月下旬，笔者为医学科学院西学中班讲课，曾在301医院选择住院病人示教，系统观察，本案即医院选择的病人之一。

“治脾胃以安五脏”之说，见《景岳全书》卷十七。张景岳说：“脾为土脏，灌溉四旁，是以五脏中皆有脾气，而脾胃中亦有五脏之气，此其互为相使……故善治脾者，能调五脏，即所以治脾胃也。”盖脾为后天之本，脾气得安，五脏受荫，脾气虚弱，将百病丛生。《慎斋遗书》说：“诸病不愈，寻到脾胃而愈者颇多”，亦是此义。本病为血液病，血之与脾密切相关，脾为生血之源，又有统血之力。心脏能主，肝脏能藏，中土得健，四脏得安，故本例未用一般治血之剂而病自愈。前人于补脾、补肾每多争论。程钟龄曰："脾肾两脏，皆为根本，不可偏废。古人或谓补脾不如补肾者，以命门之火可生脾土也，或谓补肾不如补脾者，以饮食之精，自能下注于肾也。须知脾弱而肾不虚者，则补脾为亟；肾弱而脾不虚者，则补肾为先；若脾肾两虚，则并补之。"程氏之论，可谓片言息争。

本例再障，若囿于属虚，徒用滋补，必犹如"闭门留寇"，反助湿邪；且脾薄胃弱，药补难达于诸经，终无助精血。治疗看似平淡无奇，实寓深意。先祛其寒湿，治其病因之本，芳香开胃，使谷气充足，健其后天之本，取法平稳，祛邪而不伤正。寒湿得除，胃开食增，精血化生，源足流长，五脏得安，诸病遂解。后以人参归脾丸合金匮肾气丸，宗益气生血、阳生阴长之旨，有补益之功，无留邪腻滞之弊。用药始终平稳，刻刻顾护脾胃，注意开胃进食，故能取效。可见治脾以安五脏，洵非虚语。

血紫质病案

[病例]

郝某，男，23岁，1980年3月10日初诊，门诊号05133。

间歇性发热伴腹痛10年。

每次发病高热持续20~30日，经治转为低热，持续20~30日；伴急性腹痛，痛在脐周。每2~3个月发病1次。1979年5月发病住某医院，诊断为"血紫质病"。现症：发热，体温37.8℃，不汗出而畏寒，脘腹胀痛感凉，喜按喜温，腹泻，泻后痛略减，舌尖边红，苔中后腻而润，脉缓弱。证属脾阳不足，营卫不和，治拟甘温除热法，以理中汤合桂枝汤、金铃子散加减。

处方：干姜6g，党参10g，炙甘草9g，白术10g，白芍10g，桂枝 6g，延胡索 6g，川楝子 10g，大枣 5 枚，生姜 3 片。

二诊：上方服 3 剂，热退，脘腹隐痛，食欲不佳。病证见减，热退泻止，仍从原法，上方加藿香、陈皮再进。

处方：藿香 10g，干姜 6g，党参 10g，炙甘草 9g，白术 10g，白芍 10g，桂枝 6g，延胡索 6g，川楝子 10g，陈皮 6g，大枣 5 枚，生姜 3 片。7 剂。

三诊：纳谷渐馨，脘腹痛减，得食痛缓，苔薄腻，脉细弱。脾胃气虚为主，兼以肝郁胃滞，治以健脾益气、疏肝和胃为法，以香砂六君子汤加减。

处方：党参 10g，白术 6g，陈皮 6g，半夏 10g，砂仁 5g，木香 3g，佩兰 10g，香附 10g，苏藿梗各 10g，白芍 10g，延胡索 6g，炙甘草 5g。

20 剂后，改为间日服 1 剂。随访半年，病未发。

［**按语**］本例患者腹痛感凉，喜按喜温，腹泻，脉缓而弱，属脾阳不足；其发热亦为脾胃阳气虚弱之热。泻后痛减，系阳虚寒凝气滞，肝木妨土之象。初用理中汤加味，以干姜、白术、党参、炙草、大枣温脾补气；桂枝既可温脾阳，又能配白芍和营卫；白芍配延胡索，川楝柔肝止痛，使木不妨土；茯苓助干姜、白术和脾止泻；延胡索，川楝得干姜、桂枝之温而行滞。二诊加陈皮、藿香畅中开胃，使谷气充盛，奉养脾胃元气。三诊以香砂六君子汤加味，仍宗培补脾胃元气，兼以开胃进食，使后天之本健旺，灌溉全身，以巩固疗效。

乳糜胸腹水案

［**病例**］

段某，男，37 岁，1975 年 5 月初诊，住院号 165437。

某医院诊断为“乳糜胸水、腹水 1 年余，兼有风湿性心脏病，二尖瓣狭窄，心功能代偿期”。曾用中西药治疗，未见减退。现症胸腹胀满，气短不舒，纳呆食少，苔白腻，脉缓。证属脾运失职，水湿停聚，拟胃苓汤治之。

处方：苍白术各10g，川朴5g，陈皮10g，茯苓皮10g，泽泻6g，猪苓10g，大腹皮10g，桂枝3g，生姜皮2g，甘草5g。

二诊：上方服20余剂，胸腹胀满减轻，惟尿量尚少。拟宗原方去苍术、川朴，加桑白皮。

处方：白术10g，桑白皮15g，陈皮10g，茯苓皮10g，泽泻6g，猪苓10g，大腹皮10g，桂枝3g，生姜皮2g，甘草5g。

患者服40余剂。

三诊：诸症均减，乳糜腹水明显好转，诊舌苔白，脉细迟。阴阳皆虚，拟济生肾气丸作汤，出院服用。上方服40余剂，乳糜腹水消失。

1980年随访，乳糜胸腹水均未发作。

［**按语**］本例经各种检查，原因不明。从临床表现看，相当于中医学的“臌胀”、“水肿”等范畴。观其证，胸腹胀满，气短不舒，纳呆食少，苔白腻，脉缓，皆属脾病。故以苍白术健脾燥湿；桂枝、生姜皮、川朴、陈皮宣运中阳之气，取“气化则水化”之意，佐以二苓、腹皮、泽泻利水消浊，甘草调和诸药。二诊因小溲量尚少，故以五苓合五皮，仍宗健脾，加强利水。三诊邪势去其大半，正气亦衰，故以济生肾气汤培补肾之阴阳，且能利水消胀。本例先用健脾利水，使后天资先天，终以补肾利水，以先天主后天，终使乳糜胸腹水消除。

糖尿病合并多发性神经炎案

［**病例**］

张某，男，60岁，干部，于1983年2月11日入院，住院号

127307。

因口渴，乏力，消瘦，伴下肢疼痛半年余入院。

患者1982年7月曾因口渴引饮，头目眩晕，溲尿增多，体重减轻，下肢刺痛，查尿糖++++，血糖9.99mmol/L，以“糖尿病，坐骨神经痛”住某人民医院治疗，住院期间口服降糖灵，肌注维生素B_{12}，且进行理疗和按摩治疗，1个月后查尿糖±，血糖7.77mmol/L，然肢痛不减。于1982年12月在某医院神经内科检查，排除了脑肿瘤引起的下肢刺痛，诊为“糖尿病合并多发性神经炎”，劝其出院，中药治疗。

此次住院后，患者双下肢持续性刺痛，如触电样，不得触及衣被，入夜则用木棍支撑衣被，以防触动作痛。双下肢外侧有20cm×5cm区域疼痛尤甚。伴有头晕眼花，动则加重，有欲跌仆之势，口苦咽干，小溲无恙，大便质软，日2行，舌质嫩红，苔薄白，脉弦细。证属阴虚燥热之消渴，气营两虚，脉络瘀阻之痛痹；拟滋补肝肾，祛风通络治之，方宗归芍地黄丸加减。

处方：生地10g，当归10g，杭白芍15g，防风6g，桑枝15g，怀牛膝10g，山药10g，茯苓10g，川桂枝6g，地龙10g，独活6g，炙甘草5g，黄芪15g。

上方进服32剂。

二诊：诸恙均减，肢痛十去七八，已不用木棍支撑衣被，步行稳健，纳香便和，继守调补肝肾大法。

处方：女贞子12g，旱莲草12g，当归12g，赤白芍各12g，川芎6g，茯苓12g，木瓜12g，牛膝12g，地龙12g，桑枝12g，忍冬藤20g，夜交藤20g。

守上方调治半个月，复查血糖5.83mmol/L，体重增加，头晕眼花已解，两下肢外侧疼痛已除，故以临床治愈出院。

［按语］经云：“二阳结谓之消。”消渴之证，因于阳明热盛，蕴结化燥，消灼肺胃之津液，进而肾燥精虚，故知病损肺胃肝肾诸脏。肝肾同源，精血互生，故肾病及肝。肾主骨，肝主筋，肝肾不

足，气营两虚，筋骨失养，不荣则痛，故方用归芍地黄汤增损，以标本兼治。方中生地、当归、白芍、山药、二至丸、黄芪、牛膝以滋补肝肾，强筋健骨；取桑枝、桂枝、地龙、独活以祛风通络。本案为消渴痼疾合并痛痹，惟有谨守病机，标本兼治，方能正复邪除，而收全功。

胆石症术后严重呕吐案

[病例]

陈某，女，66岁，1991年7月23日诊。

患慢性胆囊炎，胆结石已20余年。

因患有血小板减少症，一直采取保守治疗。1991年5月30日右上腹疼痛，高热39.4℃，呕吐不止，全身黄染，5月31日去某医院急诊，6月1日收住院。7月2日行胆囊摘除术(术前检查血小板57×10^9/L，曾输血若干)。手术时发现胆囊破裂，并已化脓。术后一般情况尚好，惟呕吐始终未止。术后3周，因行造影检查，引起伤口出血不止，发热，呕吐频繁，并吐黑血，大便潜血。7月23日笔者应邀往诊。患者面色苍白，精神倦怠，四肢无力，呕吐，恶心已30余日，亦时见吐血。饮食难入，靠输液维持。右胁疼痛难忍，胃脘胀满不舒，呃逆频仍，口渴心烦，头晕失眠，小便黄赤，大便4日未行，舌质红，舌苔黄厚而腻，脉弦滑数，体温37.7℃。证属肝胆郁滞，横克脾土，胃失和降。治以疏肝清胆，和胃健脾，清暑祛湿法。

处方：白芍10g，柴胡6g，香附10g，枳壳6g，代赭石(先煎)10g，旋覆花10g，竹茹10g，半夏10g，藿香10g，佩兰10g，砂仁(后下)6g，莲子肉10g，白术10g，薏苡仁10g，白扁豆30g，西瓜翠衣30g，甘草10g。3剂。

二诊:7月26日,服药后,感胁脘舒适,呕吐已止,呃逆亦停,大便2次,但仍为黑色,精神渐趋正常,舌苔已退,食欲转佳。

原方去砂仁、枳壳、薏苡仁,加西洋参10g,藕节10g,枇杷叶10g。3剂。

三诊:病势大减,症状基本消失。患者已能进食,呕吐止,大便正常,未见潜血,伤口处亦无不适,效不更方,嘱其继服5剂。后予方中加入益气补血之品。

处方:生黄芪10g,西洋参10g,白术10g,杭白芍10g,香附10g,当归10g,佩兰叶10g,清半夏10g,竹茹10g,代赭石(先煎)10g,旋覆花10g,白扁豆30g,莲子肉10g,西瓜翠衣30g,甘草10g,炒枳壳6g。5剂。

服药后,症状全无,精神佳,食欲增,已能履地,家属恐医生取引流导管时再引起伤口出血,乃告曰:"病已近愈,不致如此。"果然服此方后,导管自行脱落,伤口基本愈合。后经各项检查均已正常,嘱出院后可继服本方10剂,以资调理。

[**按语**]本例患者年高体虚,呕吐30余天,本虚标实,治疗棘手。观病人呕吐频作,口渴心烦,小便黄赤,大便4日未行,舌质红,舌苔黄厚而腻,脉弦滑数,此乃肝胆脾胃湿热之证,急则治其标,首诊用疏肝健脾、清暑和胃之法,方用柴胡疏肝散、参苓白术散、旋覆代赭汤三方加减化裁。药用柴胡、香附、枳壳、白芍、白术等以疏肝健脾,又因患者病在炎暑,暑必夹湿,又兼久吐伤津,故用藿香、佩兰化浊和胃,西瓜翠衣清热祛暑,生津止渴。白扁豆一味,笔者临床治疗呕吐、呃逆者多重用之,取其补肺、开胃、下气、止呕之功,并有清暑化湿之效。药用3剂,患者呕吐止,大便通,舌苔退,胃气和,食欲转佳,精神渐增。二诊时患者虽吐血止,但大便仍为黑色,可知内有瘀血不化,故在继续调和脾胃的基础上,加入生藕节化瘀止血。又虑患者年已六旬以上,且手术前后呕吐频作30余日,其本必虚,乃加西洋参益气养阴,以顾正气。药后病势大减,症状基本消失。缓则治本,患者手术时,

血小板仅 $57\times10^9/L$，手术后气血又伤，故三诊时加入当归补血汤，补益气血，以善其后。

克隆病案

［病例］

周某，女，44岁，医务工作者，1992年2月28日初诊。

右上腹疼痛反复发作，伴发热10个月。

患者于1991年4月中旬，出现发热，体温37℃~38.7℃，右上腹疼痛，恶心。1991年5月14日往解放军某医院，经肠镜及病理检查，确诊为“横结肠克隆病”，治疗未见显效，今慕名前来诊治。

现病人右上腹持续疼痛，脘腹胀满，恶心欲呕，食纳不馨，发热恶寒，面色萎黄，头晕昏蒙，关节疼痛，周身乏力，舌胖淡苔白腻，脉象濡细。右中腹有压痛，可触及条索状物，触痛。中医诊断：腹痛，证属外感风寒，湿阻气机。治以解表化湿，理气和中法。以藿香正气散加减。

处方：藿佩兰各10g，苏叶10g，炒苍术10g，半夏10g，陈皮10g，茯苓10g，川厚朴10g，大腹皮10g，竹茹10g，香附10g，乌药6g，柴胡10g，杭芍10g，防风10g，桂枝10g。20剂。

二诊：4月11日，病人发热退，恶寒除，脘腹胀满减轻，现右胁不适，小腹胀痛，两目发胀，关节疼痛，握物不便，舌淡苔白，脉弦。外邪已解，脾湿渐化，而肝郁气滞显露。治以疏肝理气为主。方用柴胡疏肝散化裁。

处方：柴胡10g，白芍10g，香附米10g，郁金10g，陈皮10g，川楝子10g，延胡索6g，川厚朴10g，小茴香6g，橘核6g，全当归10g，桂枝10g，竹茹10g，半夏10g，六神曲10g。6剂。

三诊:4月25日,肝区隐痛,晨起腹胀,头晕乏力,左指关节晨僵而肿,大便略干,舌胖淡边有齿痕,苔白,脉弦细,查血色素91g/L。肝郁血虚,脾气不足。治以养血疏肝,健脾益气法。方选逍遥散合六君子汤加减。

处方:柴胡10g,白芍10g,全当归10g,白术10g,茯苓10g,党参10g,清半夏10g,陈皮10g,砂仁10g,枳壳10g,厚朴10g,香附米10g,小茴香6g,橘核6g,川楝子10g,桂枝10g,甘草6g。12剂。

四诊:5月9日,病人胁痛消失,头晕目黑,短气懒言,四肢乏力,小腹胀满,大便干结,舌淡有齿痕,苔白,脉虚弦。证属脾气虚陷,小腹气结。治以益气调脾,理气疏肝。以补中益气汤加味。

处方:黄芪10g,白术10g,炒陈皮10g,升麻6g,柴胡10g,全当归10g,党参10g,云茯苓10g,甘草6g,橘核6g,小茴香6g,酒延胡索6g,台乌药6g,川楝子6g,川军(后下)6g。12剂。

五诊:5月23日,病者胁痛隐隐,脘腹稍胀,小腹未胀,睡眠偏少,舌淡苔白,脉弦细。肝郁血虚,脾胃失和。治以疏肝健脾和胃法。

以第三诊方去党参、橘核、小茴香、川楝子、加苏叶10g,炒枣仁20g,远志10g,节菖蒲10g。12剂。

六诊:6月27日,病人脘腹胀满,头晕而沉,四肢乏力,纳谷不馨,舌淡苔白,脉沉细。天气渐热,暑湿当令,脾虚湿困。治以健脾化湿,兼以疏肝理气法。再用藿香正气散加减。服药24剂,症状消失。随访至今,未再复发。

[**按语**]本案始终调理肝脾两脏。首诊用藿香正气散,邪散热退;肝郁气滞显露,以柴胡疏肝散疏散;药后肝郁减脾虚现,即以逍遥散合六君子汤;再后肝郁舒而脾气虚陷,直以补中益气汤;气虚得补而肝郁脾滞,又以疏肝健脾和胃法;天热暑蒸湿盛,复以藿香正气散调理。前后五变其法,谨守病机,随拨随应。

慢性溃疡性结肠炎验案三则

[病例一]

周某,男性,51岁,1990年5月20日诊。

自1989年起腹痛,里急后重,下利便血,日3~4次,甚则5~6次,经某医院诊断为“慢性溃疡性结肠炎”,屡治不效。1990年5月20日来笔者处诊治,届时已便血半年有余。患者面黄肢冷,两胁胀痛,脘闷纳呆,心悸时烦,夜寐不宁,舌质淡润,脉象弦细而濡。此乃脾肾虚寒,肝郁气滞,横克脾土,脾不能统,肝不能藏,故便血不止。治以温补脾肾,疏肝理气为法。

处方:藿香10g,苏叶10g,苍白术各10g,陈皮10g,白芍10g,香附10g,郁金10g,柴胡6g,干姜6g,补骨脂6g,制附片6g,甘草6g。6剂。

二诊:1990年5月27日,便血即止,下利减轻,日1~2行,脘胁胀痛大减,纳食转佳,夜已能寐。原方去苏叶、藿香,加佩兰10g,苏梗10g,砂仁6g。

继服6剂,诸症皆除,病告痊愈。后嘱服香砂六君子丸和附子理中丸,以善其后。随访至今,未见复发。

[病例二]

宋某,女,34岁,1988年12月15日诊治。

腹痛腹泻,便有脓血,后重下坠4年余。

面色萎黄,形体消瘦,四肢乏力,动则气短,心悸,纳少不馨,食后脘闷不舒,夜寐不宁。在当地医院诊断为“慢性溃疡性结肠炎”,服西药无效,改服中药人参、西洋参等补益之剂,仍无显效。1988年12月来京求治。承由同道先用补气升阳、温中健脾之法,投以党参、山药、黄芪、白术等,仍后重下利不减,且增脘腹胀满。

遂于1988年12月15日来我处诊治，症状如前所述。察舌质淡红，舌苔白腻，脉象沉缓无力，乃用温补脾肾、行气燥湿法治之。

处方：藿香10g，苏梗10g，苍术10g，陈皮10g，半夏10g，干姜6g，厚朴10g，砂仁6g，大腹皮10g，木香6g，制附片（先煎）6g，五味子10g，枣仁10g，甘草6g。6剂。

二诊：食欲转佳，腹胀，脘闷均消，腹泻亦由每日3~4次，减至每日2次，患者甚喜。后因感冒而停药，待感冒愈后，再拟燥湿化痰、温肾健脾之法。

处方：苍术10g，半夏10g，陈皮10g，藿香10g，前胡6g，杏仁10g，制附片（先煎）6g，干姜6g，补骨脂6g，枇杷叶10g，甘草6g。6剂。

三诊：1988年12月29日，患者腹痛腹泻已止，胃纳亦佳，体力渐增，愿回原地调理，嘱早晨服附子理中丸1丸，中午、晚上服香砂枳术丸、四神丸各6g。注意劳逸结合，忌生冷、油腻。春节后患者函告，病已痊愈，体重增加10余斤，随访未见复发。

[病例三]

曲某，女，54岁，1990年7月29日诊治。

患腹痛腹泻10余年。

便中时有黏液脓血，且皮肤瘙痒，烦躁不安，头痛失眠，痛苦异常。经某院结肠镜检查，诊为“溃疡性结肠炎”。1990年7月29日前来诊治。患者病如上述，而尤以皮肤瘙痒为烦恼，舌质淡红，苔白腻，脉沉细弦。证属脾肾阳虚，肝阳上扰，心神不宁。拟温肾健脾，平肝熄风，镇静安神为法。

处方：生龙骨（先煎）15g，生牡蛎（先煎）15g，苍术10g，枣仁10g，远志10g，五味子10g，菖蒲10g，天麻10g，白蒺藜10g，干姜6g，制附片（先煎）6g，补骨脂6g，陈皮10g，甘草6g。6剂。

二诊：1990年8月12日，腹痛腹泻减轻，睡眠明显好转，惟周身瘙痒，烦躁不安，痛苦难言。遂合入痛泻要方，健脾、祛风、止痒。

处方：防风10g，白术10g，陈皮10g，白芍10g，茯苓10g，生牡蛎(先煎)15g,生龙骨(先煎)15g,白蒺藜10g,天麻6g,补骨脂6g,制附片(先煎)6g,干姜6g,炙甘草6g,焦薏苡仁10g。6剂。

三诊:1990年9月20日,药后皮肤瘙痒大减,睡眠渐安,仍以温肾健脾,安神宁心为法调理之。

处方:藿香10g,苏梗10g,炒苍术10g,香附10g,生牡蛎(先煎)15g,生龙骨(先煎)15g,党参10g,干姜6g,制附片(先煎)6g,补骨脂6g,远志6g,菖蒲10g,五味子10g,甘草6g。6剂。

服药后诸症皆除。嘱继服附子理中丸和四神丸早晚各服1次,以善其后。随访至今,未见反复。

[按语] 慢性溃疡性结肠炎病程长,病势缠绵,反复发作,迁延难愈。笔者认为本病主要是脾土虚损,气血乏源,抗病力下降,致使迁延难愈。由于泻不易止,脾胃愈衰,正气愈虚,以致虚损及肾,终成脾肾两虚。因而治疗注重调节消化系统、强壮脾胃功能的同时,每加温肾助运之品。但脾土虚弱往往招致肝木克伐,故在扶土的同时又予以抑肝,如东垣所云:"治脾胃必先制肝。"细玩三案,又各具特色。案一,兼夹肝郁气滞,横克脾土,故在温补脾肾的基础上,兼以疏肝理气。若肝郁不得舒,则脾虚不复,病难痊愈。案二,系同道先用补气升阳之剂疗效不佳,反增胀满,后患者新感咳嗽,即急则治标,投解表宣肺、止嗽化痰之剂,感冒得愈。后拟燥湿化痰、温肾健脾之法,并以丸药善后,肠病得痊。案三,系兼肝阳上扰、心神不宁之证,故先在温肾健脾的基础上兼以平肝熄风、镇静安神,后合入痛泻要方,竟收全功。

慢性肠炎案

[病例]

某男,22岁,工人。

腹胀腹泻5年。

头晕困重，心悸气短，脘腹痞满，不欲饮食，肢体困倦，健忘，腰膝酸软，小便清长，舌淡苔白微腻，脉沉。9岁时曾患肾炎，已治愈。西医诊为“慢性肠炎”。时轻时重，久治不愈，于我处就诊求治。辨证属脾湿泄泻；立法温中健脾，化湿止泻；处方以胃苓汤化裁。

处方：苍术炭12g，炒陈皮10g，川朴6g，云茯苓10g，川桂枝6g，炒泽泻10g，干姜炭5g，半夏10g，吴茱萸3g，川黄连3g，甘草5g。5剂。

二诊：腹胀腹泻、心悸、气短明显减轻，但自觉脘腹痞满，肢体困重，腰膝酸懒，舌脉同前。拟平胃散化裁。

处方：苍术10g，炒陈皮10g，香附10g，苏藿梗各6g，山楂炭12g，木香5g，广砂仁6g，佩兰叶10g，半夏10g，炒枳壳10g，大腹皮10g，神曲10g。5剂。

三诊：腹泻已止，食欲好转，精神清爽，自觉脘腹痞满，上方稍事变化，去木香、香附、苍术，加厚朴6g，冬瓜子10g，桃杏仁各10g，5剂。

药后继服香砂六君子丸15袋，调理善后。3年后随访，脾健胃和，精神愉快。

[按语] 慢性肠炎，属中医泄泻范畴。一般暴泻为轻，久泻为重。《景岳全书·泄泻》说：“泄泻之本，无不由脾胃。盖胃为水谷之海，而脾主运化，使脾健胃和，则水谷腐熟，而化气化血，以行营卫。若饮食失节，起居不时，以致脾胃受伤，则水反为湿，谷反为滞，精萃之气不能输化，乃致合污下降而泻痢作矣。”久泻的治疗，一般多求之脾肾，以补涩为主。本例病人心悸气短，肢体困倦，健忘，腰膝酸软，小便清长，似为虚证，但头晕困重，脘腹痞满，不欲饮食，舌苔白微腻，显系脾虚湿困，故以温中健脾化湿止泻，用胃苓汤，平胃散取效。

急性肠炎案

[病例]

付某,男,18岁,1991年7月8日初诊。

腹泻2日,泻下清稀,每日6~7次,腹痛,恶心,未见呕吐,舌质红,苔白,脉细数。证属湿阻脾胃,治宜化湿止泻。

处方:藿香10g,佩兰10g,枇杷叶10g,薄荷10g,芦根10g,蒲公英10g,竹茹10g,半夏10g,炒陈皮10g,旋覆花10g,代赭石10g,扁豆20g,生姜3片。5剂。

二诊:1991年7月15日,腹泻明显减轻,腹痛缓解,亦无恶心,惟食欲尚未恢复。治宜健脾开胃,促其康复。

处方:白术10g,陈皮10g,清半夏10g,茯苓10g,山楂炭10g,神曲10g,香附米10g,砂仁6g,甘草6g,生姜3片。

继服5剂,康复。

[按语]《金匮翼·热泻》说:"热泻者,夏月热气乍乘太阴,与湿相合,一时倾泻如水之注,亦名暴泻。《内经》所谓'暴注下迫,皆属于热'是也。"本例夏季急性胃肠炎,是暑热与湿相合,下迫肠胃所致,治宜清暑化湿止泻,加公英取其清胃解毒之功。

湿热久郁发热案

[病例]

于某,女性,23岁,北京市某厂工人,病历号:087363。

主诉发热4年。

患者于4年前，无明显诱因，发现低热，多在午后或入夜开始，体温在37℃~38℃之间。发作时，先恶寒，继则全身发热。并伴有全身乏力，头痛头晕，恶心欲呕，周身关节疼痛，尤以两膝及手指关节为甚。发热2~4小时后，即自汗热退。每月发病1~2次，每次持续3~4天，甚至1周。自1983年7月感冒后，每天下午发热，体温37.5℃~37.6℃，有时达38℃。仍伴有头痛头晕，干咳少痰，胸闷不舒，阵阵心慌，时有汗出，失眠多梦，恶心纳呆，脘腹胀满，少腹隐痛，肢节烦疼，大便时干时溏。门诊以“低热待查”收入院。患者在胎儿时，其母曾患慢性汞中毒，故出生后体弱多病，易感冒。既往有痛经史。入院时检查：咽部轻度充血，扁桃体不大，心肺检查未发现异常，腹平软，肝脾未触及，右下腹有压痛，无反跳痛和肌紧张。化验检查：肝功能正常，澳抗阴性，抗链“O”600IU，类风湿因子阴性，血沉7mm/h，血象：白细胞5.5×10^9/L，中性67%，淋巴32%，单核1%。胸透、X线摄片及心电图均无异常改变。

入院后，中医按营卫不和、脾气虚弱、血热血瘀辨证，以调和营卫、健脾益气、活血凉血、清热解毒等立法，先后给予桂枝汤、香砂六君子汤、芍药甘草汤及清热解毒、凉血活血方药治疗。西医怀疑为肠结核，给予抗痨药物试验性治疗。经治2个月，发热不退，症状未减。12月13日下午，又感畏寒，发热，无汗，体温38.2℃，诸症较前更明显。12月16日请笔者和张鸿恩主任会诊。

患者形体消瘦，精神萎靡，面色虚黄，眼圈黯青，嗜卧懒动，时有咳嗽，少痰，胸闷，午后身热不扬，畏寒喜暖，汗出不畅，头痛头重，恶心纳呆，口干微苦，渴不欲饮，全身酸痛不适，失眠多梦，右下腹隐痛，大便溏薄，散不成形，泻前腹痛，泻后痛减，小便频数。舌质淡，舌苔白腻，根微黄，脉细滑小数。

证属湿热阻闭少阳，治宜清湿热，和表里。

处方：佩兰10g，苏藿梗各6g，青蒿梗6g，柴胡6g，条黄芩6g，清半夏10g，白薇6g，白茅根10g，赤白芍各6g，丹皮6g，炒枳壳 5g，炒白术 5g，地骨皮 6g，淡竹叶 10g。5 剂。

二诊：患者服药 1 剂，自感全身微有汗出，触之皮肤汗黏而凉，随之头痛、头晕等症均减，身热渐退，下午体温 37.2℃。连服 5 剂，体温逐渐恢复正常，自觉症状基本消失，于 12 月 24 日出院。出院时体温 36.6℃，按原方带药 5 剂，以善其后。1 周后，患者来院告知，体温一直 36℃ ~37℃之间，无其他不适。

[**按语**] 低热多因脏腑气血虚，弱不禁风，或失调而引起，临床上常见阴虚内热、气虚血亏、肝经郁热、瘀血内结等证。另外，营卫不和、湿热为患、热郁少阳、外感发热失于表散等原因，也可导致低热不退。本例患者病程较长，反复发作，病机较为复杂，单从一个方面治疗，难以奏效。本证系脾胃虚弱，运化失职，水湿内停，加之表湿郁闭，湿热久恋，郁遏少阳，故湿热久郁，发热不已，且留恋气分不解，少阳枢机不利。因此，在治疗上，用苏藿梗、佩兰、青蒿梗芳香化湿；柴胡、半夏、黄芩和解少阳；白薇、赤白芍、丹皮、青蒿、地骨皮、竹叶清营凉血，与苏藿梗等芳香化湿药配伍，具有引营分之热达表而解之功；茅根、青蒿清热利湿，使湿热从小便而出；枳壳调畅气机，以利三焦；炒白术健脾以复正气。全方共奏芳化清利，和解少阳，达邪出表之效，使湿祛热清，表里调和，诸证自愈。

气阴两虚发热案

[**病例**]

郭某，女性，33 岁，职工，病历号：142067。

患者自 1971 年开始，因劳累感冒诱发心慌气短，咳嗽胸闷，痰中带血，经休息后可缓解。曾多次反复发作，病情逐渐加重。1979 年分娩时在首都医院确诊为“风心病，心衰”。1983 年 11 月

4日感冒，持续发热，体温在38℃以上，伴口干乏力，胸闷气短，口苦，喜冷饮，纳少，恶心欲呕，厌油腻，大便干，小便黄。在当地医院治疗无好转，发热持续10天不退，故来本院入院诊治。查患者精神欠佳，两颧紫红，口唇紫绀，呼吸气促，颈静脉怒张。两肺未发现异常，心脏向两侧扩大，心率110次/分，心律绝对不齐，心音强弱不等，心尖部触及舒张期震颤，闻及舒张期、收缩期杂音。上腹饱满，肝脏肿大，肝颈静脉回流征阳性。入院后诊断为“风心病，心衰，房颤”，给予强心利尿、抗感染及对症处理后，病情好转，体温逐渐恢复。但患者不久又出现大汗不已，低热不退，入夜更甚，口干大渴，喜冷饮，纳少恶心，右上腹胀痛，失眠心烦，大便秘结，小便少而色黄，因患者心衰，不能大量输液，故请笔者和张鸿恩主任会诊。诊其脉细结无力，察其舌质红绛无苔。

证属气阴大伤，阳气欲脱，急以益气复脉，生津止渴，佐以润肠通便为法。以生脉散合增液汤化裁。

处方：生地10g，石斛10g，盐玄参30g，麦冬10g，天花粉15g，党参10g，五味子10g，火麻仁10g，桃杏仁各10g，瓜蒌15g，白芍15g，竹叶10g。水煎，分次频服。

二诊：服药10余剂，病人身热已退，体温正常。口渴大汗均减，大便得通，继以前法加酸甘敛阴，养心安神之品再进。

处方：白芍10g，乌梅肉6g，天花粉12g，麦冬10g，石斛10g，盐玄参15g，生地10g，柏子仁10g，酸枣仁12g，火麻仁10g，炒远志10g，冬瓜子12g。

嘱病人注意休息，忌食生冷厚味。

三诊：服药6剂后，口渴已解，汗止，夜间能安然入睡，大便已由燥如羊屎、3~4天不行，转为质软略溏，日1次，肝脏也较前略有缩小。自感胸闷憋气，腹胀纳差，月经错后20余天。舌红苔薄黄，脉弦滑。此气阴两虚之证已基本纠正，而脾虚湿阻、肝胃不和之象又现，再以燥湿健脾、疏肝和胃之法。

处方：苍术10g，川厚朴6g，炒陈皮10g，柴胡6g，半夏10g，全当归 10g，香附 10g，山楂 12g，川楝子 10g，佩兰 10g，藿香 10g，大腹皮 10g。

嘱病人注意饮食调理，扶其脾胃，固后天之本，以善其后。

[按语] 本例因久病体虚，发热时间较长，以致耗气伤阴，症以发热、口干口渴、汗出、腹胀、大便秘结为急。当时恐增加心脏负担，又不敢大量补液，治疗颇为棘手。此证乃热盛伤阴，更耗气伤血，阴愈虚而热愈炽，病必难已。古人云："存得一分津液，便有一分生机。"急当益气复脉，生津止渴，佐以润肠通便。方用生脉散益气生津，敛阴止汗；增液汤增液润燥，亦"增水行舟"之意；石斛、竹叶、花粉益胃生津，兼清余热；白芍、乌梅酸甘化阴；火麻仁、桃杏仁润肠通便，兼以活血。治法谨守病机，服药后诸症大减。患者病位在心，虽然症情复杂，但从中医辨证论治的角度，抓住气阴两虚这一主要矛盾，在发热阴伤得以纠正后，根据患者腹胀纳呆及舌苔脉象的变化，抓住脾虚湿阻、肝胃不和，因证立法，因法处方，调理善后。

外感验案举隅

[病例一]

孙某，43 岁，教师。

患发热咳嗽，2 天后住某医院，诊为"病毒性感冒合并肺炎"，曾用青链霉素、氨茶碱、喘定以及地塞米松等药，治疗 3 日，其热不退，咳喘不止。因有头痛，家人谓其"病毒入脑"，邀笔者诊治。病人咳嗽，气喘，胸闷，发热无汗，体温 39℃，微恶风寒，头痛，而无项强、呕吐之象，舌苔薄微黄，脉象浮数。询问患者，知病初起即有头痛。此系外邪袭肺，失于疏解，化热入里，热蕴于肺，风温证也。治以疏邪解表，宣肺清热为法，用桑菊饮合麻杏石甘汤加减治疗。

处方:桑叶10g,菊花10g,杏仁10g,桔梗5g,前胡6g,炙麻黄3g,生石膏15g,鱼腥草15g,苏子6g,冬瓜子10g,黑芥穗5g,薄荷3g。

嘱服3剂。1剂后得汗,热退喘平,头痛亦止。3剂服尽,病愈出院。

[病例二]

魏某,58岁,干部。

发热2周。

病人赴杭州参加医学学术会议,因感冒发热,在当地医院住院10天,发热不退,乘飞机回京住某医院,5日后热仍不减,邀诊之。

病人发热,体温达38.8℃,恶寒无汗,咳嗽微喘,有稀白痰,舌苔白腻,脉浮而数。

此属风热夹寒,外邪束表,肺气失宣。病虽已2周,邪气仍在肺卫,治以辛凉解表,宣肺达邪。方用银翘桑菊汤,因其夹寒而合用三拗汤。

处方:银花10g,连翘10g,桑叶10g,菊花10g,黑芥穗5g,桔梗5g,薄荷5g,炙麻黄2g,杏仁10g,竹叶10g,甘草6g,芦根10g。3剂。

当服第1剂初煎后,即汗出热退,咳嗽亦减。病人以得汗热退,恐再服过汗,不敢尽剂,询问于笔者,遂令其尽服余药。

二诊:以其得汗,原方去荆芥、麻黄、薄荷、加前胡、紫菀、百部、橘红等,服数剂即愈。

[病例三]

邓儿,两岁半,其母系某医院医生。

7日来发热咳嗽,经用西药治疗未愈,出现喘促之象,虑其成为肺炎,用青、链霉素治疗,未能见效,其母欲用中药,持紫雪散,携子来,问笔者如何服法。笔者诊其病,见体温38.8℃,咳嗽而喘，舌苔白腻根部微黄，脉浮而数。此乃外邪失于疏解，入里化热，痰浊壅肺，虽已发病7日，病邪仍在肺卫。先哲云：“从表而入，自表而出。”应宣肺解表为法，用银翘桑菊汤合麻杏石甘汤加减。

处方：黑芥穗3g，桑叶10g，菊花10g，连翘10g，银花10g，杏仁3g，炙麻黄1g，生石膏10g，苏子2g，薄荷2g，芦根10g，竹叶6g，甘草3g。2剂。

二诊：药后微汗热退，咳嗽亦减。再以原方去荆芥，加白前3g，百部3g，枇杷叶10g，服3剂而愈。

［**按语**］中医治疗外感病毒性疾病，疗效肯定，每以辛凉解表，宣肺散邪，清热解毒为法，取得良好的效果。笔者临床喜用验方银翘桑菊汤加减，咳喘夹寒合三拗汤，肺热痰壅合麻杏石甘汤。

紫雪散通下窍案

［**病例一**］

龙某，男，40岁，1978年诊治。

肠梗阻术后高热神昏1天。

患者肠梗阻术后4天，高热达39.5℃，大便不行，不排气，腹部痞满，疼痛拒按，神昏谵语，舌苔黄燥，脉数。

笔者用紫雪散12g，分2次冲服。

1服即转矢气，2服大便得通而安。

［**病例二**］

时某，男，2岁，1958年诊。

患麻疹，疹出不畅，高热不退，体温40℃，咳喘气粗，鼻翼煽动，大便2日未行，舌质红绛，脉疾，指纹紫红过气关。前医用辛凉透疹法不应，延笔者诊治。

紫雪散 3g，分 2 次，用银翘散，煎汤送服。

1 剂大便得下，疹出热减，病入坦途而痊。

[按语] 例一肠梗阻术后，高热神昏，虽属胃肠热结，但术后正气必伤，不宜承气峻下，润下又嫌药轻病重。笔者取紫雪散，寒凉皆降，清火散结，以通下窍之意，不攻下而得下。例二系麻疹咳喘，高热不退，内热炽盛，上迫于肺，肌腠郁闭，麻疹无以宣透。笔者以宣解通腑之法，用紫雪散合银翘散取效。若此时仅透表，则内热不解，腑气不通；若仅用通下，则毒热易内陷生变。考紫雪散清心开窍，镇惊熄风，方内有朴硝，硝石通降之品，故能通下阳明，以为清热、解毒、通腑，用于高热、神昏而便秘腑结者有效。本案以清热通便，开窍解毒，下窍得通，而肺气宣畅，麻疹得以透发。

先天性心脏病心衰案

[病例]

某女，18 岁，学生。

患先天性心脏病。阜外医院决定手术治疗，建议待身体强壮后进行。观患者面色萎黄，少气懒言，动则喘促，心悸怔忡，纳谷不馨，肢体倦乏，大便溏泄。证属心脾气虚，拟益气健脾，用香砂六君子汤加减。

处方：木香 5g，砂仁 5g，党参 12g，苍白术各 6g，云茯苓 15g，陈皮 6g，半夏 9g，炒枣仁 12g，炙甘草 6g。5 剂。

喘息平，心悸止，纳谷渐增。守方 2 月，诸症递减，体重增加。到阜外医院复查心脏，心功能好转。上方略加变化，服药 50 剂，1 年后随访，病情平稳。

[**按语**] 先天性心脏病,是心脏器质性病变,当与先天禀赋有关,中医药治疗只能改善心脏功能,延缓疾病进展,提高生活质量。心悸怔忡,动则喘促,其病在心;少气懒言,纳谷不馨,肢体倦乏,大便溏泄,其病在脾。《难经》云:“损其心者,调其营卫。”脾胃为气血生化之源,脾胃调而营卫气血生,心衰自复。笔者常醒脾开胃,以振奋气血生化之源,治愈心脏疾患,亦治脾以安五脏之义。

冠心病案

[**病例**]

李某,男,56岁,1979年12月8日初诊。

患者胸闷,头晕10年。

胸闷,头晕日久,经某医院心电图检查,诊断为“冠心病,后壁供血不足”,住院用活血化瘀法治疗,效果不显,在家休息已2年。

现症胸闷,头晕,纳呆食少,恶心,近几个月来下肢酸痛,怯冷感凉,近火、盖被亦无减轻,苔薄白,脉弦滑。

胸痹,证属脾阳不足,寒痰阻滞,痹阻经络。拟温脾化痰,通痹活络为法。以苓桂术甘汤合瓜蒌薤白半夏汤、温胆汤加减。

处方:桂枝10g,白术10g,云茯苓15g,生甘草5g,姜半夏10g,竹茹10g,陈皮10g,枳实10g,全瓜蒌10g,薤白10g,葛根10g,桑枝30g。10剂。

二诊:头晕,胸闷,恶心均减,下肢凉感略轻,苔白舌润,脉弦滑,前方再进。

后以上方,去瓜蒌、半夏,加党参10g,干姜3g,淡附片3g。每月服10余剂,服至1980年3月,复查心电图未见异常,患者已全日上班。

［**按语**］本例证属脾阳不足，寒痰阻滞。清阳不升，则头晕，胸闷；浊阴不降，则呕恶；痰阻中焦，脾失健运，则纳呆食少；寒痰阻于经络，则下肢酸痛，感凉怯冷，近火覆被不减，苔白舌润，脉弦滑，均为寒湿痰阻之象。故以苓桂术甘汤合瓜蒌薤白半夏汤、温胆汤化裁为治。方以桂枝、薤白温中宣阳，白术、茯苓健脾燥湿，绝生痰之源；瓜蒌、竹茹、陈皮、半夏豁痰下气，葛根升清，桑枝通痹，以治寒痰之标。后以原方加强温补脾阳，立足于治本，根除痰湿，遂诸恙悉除。

慢性肾炎案

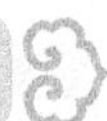

［**病例**］

张某，女，36岁，1992年9月11日初诊。

面目及下肢浮肿6个月余。

病人浮肿，以面目、下肢为显，曾在某医院诊治，诊为“慢性肾炎”，今来我院治疗。病人浮肿，面目及下肢明显，心悸气短，纳呆食少，食后作胀，夜寐易惊，精神抑郁，面色苍白，语音低微，形体略胖，舌淡，苔薄白，脉沉迟。尿蛋白阴性，血色素70g/L，尿素氮16.78mmol/L，外院查肾图示：肾功能不全。

诊为慢性肾炎，肾功能不全。证属脾肺气虚，湿浊阻滞。治宜补中益气，芳香化湿法。以补中益气汤加减。

处方：生黄芪12g，党参10g，苍白术各6g，炒陈皮10g，炒柴胡5g，升麻3g，酸枣仁10g，当归10g，广砂仁5g，苏藿梗各6g，半夏10g，炒萸连各2g。7剂。

二诊：上药共服药14剂。颜面及下肢浮肿大减，脘腹稍满，食寐如常，大便调，小便增多，查尿蛋白+，血色素90g/L，尿素氮

13.21mmol/L。原方又服7剂。

三诊：面目不肿，下肢微胀，余症尽失。遂以补中益气丸6g，日2次，金匮肾气丸1丸，临卧服，继续调治。

[**按语**] 慢性肾炎水肿，一般责之于肾，治疗常用补肾温阳利水法。本例患者无明显肾虚阳衰的表现，而见心悸气短、纳呆食少、食后作胀、面色苍白、语音低微等一派脾肺气虚之象，故活用东垣法，补益中气，芳香化湿，以补中益气汤加减，治疗取效。

神经性水肿案

[**病例**]

刘某，女，30岁，病历号120583。

面目及四肢浮肿6年余。

患者一身悉肿，面目及四肢为甚，按之凹陷，面色萎黄，神疲乏力，食欲不振，形寒肢冷，腹胀便溏，日4~5次，小便量少，闭经2月余，少腹冷痛，舌淡红，苔白腻，脉沉细。在北京某医院查肾功、尿常规未见异常，诊为“神经性水肿”。6年来，水肿时轻时重。曾先后使用双氢克尿噻、氯化钾、六味地黄丸及汤药50余剂未效，前来诊治。

诊为脾肾不足，阳虚水泛。立法补脾益肾，温阳利水。以实脾饮化裁。

处方：炒白术10g，茯苓10g，制附子6g，干姜6g，木香6g，草果仁6g，生姜3片，木瓜6g，大腹皮10g，冬瓜皮10g，甘草6g。5剂。

二诊：饮食增加，腹泻减至日1~2行，颜面水肿减轻，余症同前。上方加黄芪15g，继服7剂。

三诊：病情稳定，颜面及四肢水肿递减，腹胀消失，大便成形，日1行，但先便后血，午后下肢浮肿加重，小便不畅，月经未行。

初诊方去大腹皮，加当归12g，地榆炭6g，车前子6g，继服10剂。

四诊：诸症大减，月经来潮，下肢午后微肿，小便量少，小腹冷痛，便血消失。于上方去当归，加黄芪20g，川木通3g，继服5剂。

后以金匮肾气丸、附子理中丸调理善后。

[**按语**] 一身悉肿，责之脾肾。脾属土，为水之制，肾属水，为水之主。故本案诊为脾肾不足，阳虚水泛。以补脾益肾、温阳利水为法，投实脾饮加减，后以金匮肾气丸、附子理中丸调理善后。

格林巴利痿证案

[**病例**]

史某，女，12岁，学生。

患者于1994年9月9日晨，起床后突然发现手足无力，全身酸软，下肢软弱无力，继之下肢冷痛，站立时颤抖，举足步行困难，双手颤抖，手指不能伸直，胸闷，气短，多汗，某医院诊为“格林巴利综合征”，予激素治疗，无显效，诸症进行性加重，笔者应邀往诊。详询病史，病前1周曾感冒，月经尚未初潮。触之头部、颈项软而不坚，舌质淡尖红，边尖芒刺，舌苔白，脉虚细。诊断为痿证。证属肝肾亏虚，精少髓枯，筋痿骨弱。治宜滋补肝肾，填精生髓法。以龟鹿二仙汤加味。

处方：鹿角胶10g，龟甲胶10g，大熟地10g，杜仲10g，山萸肉10g，制附片6g，川桂枝10g，石斛10g，五味子10g，茯苓10g，白术10g，菖蒲10g，远志10g，大枣5枚，生姜3片，甘草6g。3剂。

二诊：可自行站立，下肢不颤，全身酸软无力症减。

原方加强补命门之力，加巴戟天 10g，肉苁蓉 10g，5 剂。1994 年 9 月 30 日出院，并停用激素，完全服中药。

三诊：1994 年 10 月 5 日，门诊见其下肢较前明显有力，可独立行走，重心在足跟，足趾欠有力，仍有多汗，腹胀排气则舒，舌上芒刺消失，脉细略弦。原方中加炒枳壳、木香等理气消胀之品，7 剂。此后在原方基础上加减用药。

四诊：1994 年 12 月 29 日，患者诸症全部消除，舌质淡红，舌苔薄白，脉缓略细，一如常人。即予一方配成丸药，以巩固疗效。

处方：鹿角胶 10g，龟甲胶 10g，大熟地 10g，山萸肉 10g，川桂枝 10g，巴戟天 10g，苍白术各 10g，川杜仲 10g，怀牛膝 10g，桑寄生 10g，肉苁蓉 10g，川续断 10g，甘草 6g。

5 剂为 1 料，共研细末，炼蜜为丸，每丸重 10g，每服 1 丸，日 2 次，温开水送服。

［**按语**］少儿作痿，每与先天因素有关。本例筋痿骨弱，触之头部颈项、巅顶软而不坚，月经尚未初潮，可见肝肾亏虚，精少髓枯，故治以滋补肝肾，填精生髓，用龟鹿二仙汤加味取效。但病及根本，滋补肝肾，填精生髓非朝夕之功，必以丸药缓图巩固。

失眠多梦案

［**病例**］

荣某，女，48 岁，1991 年 7 月 8 日初诊。

患者诉失眠，多梦数月，甚者彻夜不能入眠，服安神催眠类中西药多种，亦未获效，侥幸入眠，亦多梦纷扰，头晕，口苦，纳尚可，二便调，舌质淡，苔白，脉弦细。

证属肝脾不和，治宜平肝健脾，和胃安神。

处方：生龙牡各15g，石决明15g，藿香10g，清半夏10g，炒陈皮10g，竹茹10g，炒白术10g，云茯苓10g，枳壳10g，炒远志10g，菖蒲10g，白蒺藜10g，天麻10g，酸枣仁20g。

二诊：1991年7月15日，服药6剂，失眠明显好转，入睡好，梦少，头晕减轻，精神转佳。

原方去生龙牡、藿香，加磁石、菊花以平肝止晕，加枸杞增补肾之力，以治其本。继服6剂而愈。

［按语］失眠，人多从心经论治，以安神为主。本例患者肝脾不调，胃气失和，正《内经》所谓"胃不和则卧不安"。平肝健脾和胃，使肝脾调和，胃气和降，其眠自安。夏暑多湿，故首诊酌加藿香。

内痔便血案

［病例］

刘某，女，54岁，1974年5月初诊。

患内痔5年，经常便血，血色鲜红。今又发作，前来门诊。诊见面色白，唇甲淡黯，气短心悸，大便时肛门有下坠感，舌质淡，脉虚细无力。

此系中阳下陷，脾虚不能摄血，治以升阳举陷，佐以凉血止血。

处方：生黄芪15g，党参10g，白术6g，陈皮6g，升麻3g，柴胡5g，当归身10g，侧柏炭6g，槐花10g，地榆炭10g，甘草5g。

服药5剂，血止。又续服数剂，诸恙向安。随访6年余，未发作。

［按语］内痔下血，中医称为"近血"，一般以清热凉血止血法治疗。笔者认为，本例系中阳下陷，脾不统血所致。笔者临证

曾治本病10余例，以补中益气汤合槐花散加减治疗，均有显效。

不孕症案

[**病例**]

赵某，女，34岁，1970年诊治。

夫妇均系业医，婚后13载未孕，诊为“原发性不孕症”，多方治疗不效。诊脉细弦，面色萎黄，唇甲无华，胸闷，乳房胀痛，少腹感凉，经来后期量少。

拟理脾益气血为主治疗。

处方：黄芪10g，白术6g，茯苓10g，熟地10g，白芍10g，当归10g，川芎5g，阿胶10g，艾叶5g，香附10g，柴胡6g，橘核6g，小茴香6g，鹿角胶10g，炙甘草5g。

以3倍量，为末，蜜丸，常服。服1料后受孕，足月产1女婴。

[**按语**] 本例由于脾胃不健，气血不足，导致冲任虚弱，胞脉失其濡养，不能受孕。多年不孕，成为精神负担，以致情志忧郁。笔者以黄芪、白术、茯苓、炙草健脾益气；四物汤加阿胶补血；艾叶、小茴香、橘核温暖胞宫；香附、柴胡疏肝解郁。更以鹿角胶1味，大补肾阳，宗“先天主后天”之意，取“精血同源”之旨。全方突出健脾益气血这一根本，标本兼顾，配伍得当，以丸剂缓图，终使不孕获愈。

辨证论治是中医的特点

中医药学是中国医疗事业所独具的特点和优势。所谓特点是对国内而言，中国医学有中医、西医，体系不同，各有专长，应互相配合，取长补短，但中医是中国医学的特点。所谓优势是对国外而言，西医是由国外传来的，从总体上来讲西医的优势在国外，而中医的本源在中国，有几千年的历史，是中国医学的优势所在。因此要继承中医，研究中医，发展中医，实现中医现代化。

什么是中医的特点呢？中医的特点举不胜举，但最本质、最主要的特点就是辨证论治。辨证论治，是依据中医基础理论来完成的。辨证，是根据中医阴阳五行学说、脏腑经络学说、三因学说、四诊八纲等，审证求因，取得诊断。论治，是在辨证的基础上，确立治则、治法，根据方剂学、药物学的理论，处方遣药，进行治疗。

阴阳五行学说贯穿于中医的生理、病理、诊断和治疗的各个方面。阴阳说的是人和自然，以及人体内部对立统一的关系，五行是讲它们之间的相互联系。如阳胜则阴病，阴胜则阳病；阳病治阴，阴病治阳；从阴引阳，从阳引阴；生克制化，相乘相侮；母病及子，子盗母气；虚则补其母，实则泻其子等。阴阳五行学说，是从临床实践中客观地归纳综合出来的，指导着中医的辨证论治。脏腑经络学说，是中医理论体系的重要组成部分。五脏六腑通过经络的作用，将人体的内外、上下联系起来，形成有机的整体，维持人体的正常生理功能。脏腑经络的功能失调，就会产生疾病，因此一切疾病，都是归属于脏腑的。如肺主一身之表，表病则属于肺。所以古人说："治病不知脏腑经络，开口动手便错。"用脏腑经络学说来分析疾病、证候，是辨证论治的准则之一。

三因，即内因、外因、不内外因。外因，指风寒暑湿燥火六淫和疫疠之气；内因，指喜怒忧思悲恐惊七情；不内外因，包括饮食、饥饱、劳倦、外伤、虫兽伤、中毒等等。所谓内因，喜怒忧思悲恐惊七情，这是人体对外界刺激的反应，虽称内因，其实是从外而来的。中医对病因的认识不是主要的，而是强调人体得病主要决定于人的正气。正气不虚,就有抵抗病邪的能力,正气虚,就会成为致病的主要因素。内因是主导,外因是条件。正如《内经》讲的:“正气存内,邪不可干”,“邪之所凑,其气必虚”。在相同的条件下,有人得病,有人不得病,有人得病轻,有人得病重,这取决于人的正气。人体正气旺盛的时候,即使得病也轻,治疗也容易。三因方面,中医是这样认识的。

望闻问切四诊,是非常重要的。人体有病,就会有所表现,这就是症状,是疾病传出的信息,依靠这些信息,医生才能辨证论治。四诊,就是取得信息的手段。诊脉大家认为不好学习,难于掌握,“在心易了,指下难明”。学习脉学要理论联系实际,通过临床,由病上找脉,如感冒病,多见浮脉,正如古人所说“多诊识脉”。在病人中多摸索,就可以掌握脉学了。望诊,主要是指望病人的气色。如热病的病人面色红,虚寒的病人面色苍白,但最主要的是气色有光泽。正如《内经》讲:“赤欲如帛裹朱,不欲如赭;白欲如鹅羽,不欲如盐;青欲如苍壁之泽,不欲如蓝;黄欲如罗裹雄黄,不欲如黄土;黑欲如重漆色,不欲如地苍。五色精微象见矣,其寿命不久也。”笔者有一个老同道,患有肝硬化。有一次见到他,见他脸上颜色发蓝,而且一点光泽也没有,这是肝的本色见了,不到一个月就去世了。有的人脸色发黑,但有光泽,说明他是健康人。望诊除了望气色,还有望精神,“得神者昌,失神者亡”,望舌质、舌苔、形态和分部望诊。尤其是望神、望舌都是中医的特色,十分重要,不一一细说了。闻诊,是听声音、闻气味。问诊,有“十问歌”,做了较为全面的概括。

八纲,是指表里寒热虚实阴阳。表里,指辨病位而言,表证要看风寒暑湿燥火属于哪种病因,在里要看病在何脏何腑。寒热,指辨病性而言,是主热,还是主寒。虚实,是指辨正邪而言,虚是正气虚,实是邪气实。所以《内经》说:“邪气盛则实,精气夺则虚。”阴阳,是总纲。具体讲来,表证属阳,里证属阴;实证属阳,虚证属阴;热证属阳,寒证属阴。笔者认为还应该加上在脏在腑:病在腑属阳,病在脏属阴。八纲是最基本的辨证方法,此外还有脏腑经络辨证、气血津液辨证、病因辨证、六经辨证、卫气营血辨证、三焦辨证等方法。辨证,就是运用中医理论,了解病情,审证求因,以指导治疗。论治,是根据方剂学、药物学的理论,立法组方用药,以治疗疾病。治法,有正治反治,治本治标,汗吐下和清温补消八法,具体治法就更多了,不下数十种。

制方,有君臣佐使,"主病之谓君,佐君之谓臣,应臣之谓使"。《内经》有大小缓急奇偶复七方之制,是组方的法则。中医药物学,《神农本草经》分上品、中品、下品。上品指补养药,中品既补养又治病,下品只能驱邪治病。南北朝的北齐徐之才《药对》根据药物的功用,归纳为"宣"、"通"、"补"、"泄"、"轻"、"重"、"滑"、"涩"、"燥"、"湿"十种。其后《圣济总录》添以"剂"字,成无已的《伤寒明理论》则称为十剂,即宣可去壅,通可行滞,补可扶弱,泄可去闭,轻可去实,重可镇怯,滑可去着,涩可固脱,燥可去湿,湿可润燥。到了明朝李时珍的《本草纲目》比徐之才的十种就更详细了,分为16纲,纲下有目,纲举目张,药物也增至1892种,而且对药物的形、色、气,味有了很清楚的认识。植物药从形而言,诸穗皆升,如芥穗;诸子皆降,如苏子,子里含油分,可润肠通便;诸叶皆散,如桑叶;诸梗皆宽胸,如藿梗。从色来讲,青入肝,黄入脾,赤入心,白入肺,黑入肾。从气来讲,寒能治热,凉可去温,热以治寒。从味来讲,辛味入肺能散能行,酸味入肝能收能涩,甘味入脾能补能和,苦味入心能燥能泻,咸味入肾能软能下。

学习中医,就是从临床开始学习看病的,学习了临床也要学习理论。掌握了辨证论治,临床疗效就高,正如俗话所说"用当通神"。辨证论治是灵活的,可以同病异治,异病同治。比如心脏病,除了治心,疏肝也可以,调营卫、理脾胃等办法也可以治愈。异病同治,就是不论什么病,只要符合同一个证,就用同一方法治疗,均能治好。又如肺与大肠相表里,病在肺,通泻大肠可以治愈肺病，这是上病取下；小便不通，用开通肺气的办法通过治肺，小便得利，这是下病治上。

总之，辨证论治是中医学的特点，要重视辨证论治。1917年，当时的绥远省发生鼠疫流行，中医认为是黑子病，请了几位老中医，取得了很好的疗效。他们就是根据中医理论辨证论治，用的就是《疫疹一得》中的清瘟败毒饮。目前外国人恐惧艾滋病，有人提出中医能否治疗艾滋病，笔者看是可以的。根据辨证论治，就可以处方遣药。因此，如果能够掌握辨证论治，那么不但能治愈常见病、多发病，也为治疗疑难大病打下了基础。

养脾阴刍议

滋养脾阴，人多忽之。或以脾胃相关，脾阳统胃阳、胃阴统脾阴而混治之。笔者曰不然。脾阴之说，由来已久。自明清之际，周慎斋、胡慎柔、吴澄、缪仲淳、唐容川等名贤，代有发挥。从临床实践看，脾阴虚弱也颇多见，从滋养脾阴着手常可得效。中医理论认为，一切事物都具有阴阳对立的两个方面，脾脏自无例外。脾阳是脾脏运化水谷的生理功能，脾阴是脾脏运化水谷化生的营养物质，诸如营血、津液、脂膏等。从作用上脾阴有灌溉脏腑，营养肌肉，磨谷消食，濡润孔窍的作用。在病理状态下，诸如暑、燥、湿邪化热，耗津夺液；饮食偏颇，嗜食辛辣厚味；慢性消耗，特别是长期的脾胃病等，都可损耗脾阴，造成脾阴不足的病证。

就临床证候而言，脾阴虚常见低热，不思食，或食入难化，腹胀，四肢无力，肌肉萎缩，口渴心烦，身时烘热，面色皖白，但两颧潮红，大便溏薄，小便频数，唇舌红赤，脉象虚细无力等。从病机分析看，脾主健运，需要阴阳两方面的配合，脾阳主温运，脾阴主融化。脾阴不足，运化失常，故不思食，食入难化，腹部胀满。脾阴不足，用阳失健，中气不足以升，故大便溏，小便频数。脾主肌肉，外合四肢，脾阴不足，水谷精微无以濡养肢体，故四肢无力，肌肉萎缩。脾为气血生化之源，脾阴不足，生化无由，气血不能上荣于面，故面色㿠白。

从证候鉴别看，脾阴虚和脾阳虚是不同的。脾阳虚，阳虚生外寒，故形寒肢冷，腹中冷痛，食入运迟，大便溏薄，口不渴，舌淡苔白，脉沉迟。脾阴虚，阴虚生内热，津伤则化燥，故颧红，口渴，心烦，唇舌红，脉细数。同时，脾阴虚和胃阴虚也不同。脾主运化，脾阴虚不足以运化，则腹胀便溏。胃主纳谷，胃阴虚不足以纳谷，则纳呆，或知饥不食，干呕作呃，口干咽干，脉细数。

因此脾阴虚从生理、病理、证候上是有其实际内容的。笔者常用补脾阴的方剂主要有：

1. 吴澄《不居集》中和理阴汤（人参，山药，扁豆，莲肉，老米，燕窝）。

2. 胡慎柔《慎柔五书》慎柔养真汤（人参，白术，茯苓，甘草，山药，莲肉，白芍，五味子，麦冬，黄芪）。

3. 陈无择《三因极一病证方论》六神散（人参，白术，茯苓，甘草，山药，扁豆）。

4.《局方》参苓白术散（人参，白术，茯苓，甘草，山药，扁豆，苡仁，砂仁，莲肉，桔梗，陈皮）。

其中较常用的药物除人参、白术、茯苓、甘草，即四君子汤外，最主要的有山药、扁豆、莲肉。周慎斋说："用四君加山药引入脾经，单补脾阴，再随所兼之证而用之，俟脾之气旺，旺则土能生金，金能生水，水升而火降矣"（《慎斋遗书·虚损门》卷七）。缪仲淳说："胃气弱则不能纳，脾阴亏则不能消，世人徒知香燥温补为治脾虚之法，而不知甘凉滋润益阴之有益于脾也"（《先醒斋医学广笔记》）。可见，滋养脾阴，必须用滋润甘凉之品，取其甘以补脾，润以益阴，滋而不腻，运而不燥。笔者临床运用较多的是慎柔养真汤和陈氏六神散。记得在江西省永修县临诊时,常见当地小儿于夏季,见发热,口渴,多饮,多尿,便溏,不思食,舌质红,脉虚细数等症,西医诊为小儿夏季热者,笔者从中医辨证属脾阴不足,投以上方有效。

目前大多数人认为参苓白术散是理脾阴正方,笔者以为其中砂仁、陈皮似嫌香燥,苡仁渗利,一般单纯脾阴虚者不宜。如脾阴虚兼水湿内停者,用此方较切。

山药的功用,李时珍《本草纲目》说:“据吴绶云,山药入手足太阴,补其不足,清其虚热。”黄宫绣《本草求真》认为,山药补脾益气除热,能补脾肺之阴。近世张锡纯创一味薯蓣饮,单用山药一味,称其“能滋阴又能利湿,能滑润又收涩,是以能补肺肾兼补脾胃”(《医学衷中参西录》)。可见山药是补脾阴的良药,其性质和平,不似黄芪之温、白术之燥,故为常用。

胡慎柔在《慎柔五书》中,还详细介绍了补脾阴方药的煎法,认为应当去头煎不用,只服第二、三煎。头煎燥气尚未除尽,二、三煎则成甘淡,所谓淡养胃气,微甘养脾阴。诸此说法,可供参考。

漫谈降气和胃

脾胃为一脏一腑,相为关联,为全身气机升降之枢纽。脾气宜升,胃气宜降。脾气下陷则飧泄,胃气上逆则呕哕,其治大相径庭。脾气下陷则补中升提,胃气上逆则降气和胃,是脾胃病证治疗的两大法门。这里就降气和胃谈谈笔者的一些看法。

降气和胃法则,为胃气上逆不能和降而设。临证见呕吐,呃逆,噫气,恶心,吞酸,噎膈,反胃等可用。常用的药有旋覆花、代赭石、半夏、生姜、竹茹、黄连、丁香、柿蒂等。其中旋覆花、代赭石又可平肝，半夏、生姜偏于化痰，竹茹、黄连且可清热，丁香、柿蒂常用止呃。

胃气上逆病证，尚有寒热、虚实之别。寒证宜以温中散寒，可加干姜、肉桂；热证宜以清热和胃，配以芦根、茅根；虚证当予补脾益气，党参、茯苓参伍；实证当予行气导滞，厚朴、砂仁常用。

降气和胃的代表方剂，主要有旋覆代赭汤和半夏泻心汤。前者和中降逆，后者辛开苦降。还有橘皮竹茹汤、小半夏汤、丁香柿蒂汤等亦较常用。

和中降逆以旋覆代赭汤为例，载张仲景《伤寒论》。用治伤寒病，汗吐下后，脾胃虚弱，胃气上逆，心下痞鞕，噫气不除等。方中旋覆花降气化痰，代赭石重镇降逆，人参、甘草、大枣扶脾益胃，半夏、生姜开结逐饮。临床用治反胃、噎膈、呕吐、呃逆之症，见心下痞满而胃气虚弱者颇宜。

仲景用旋覆花，除本方主以降气化痰外，还用于肝着病，“其人常欲蹈其胸上”，立旋覆花汤（旋覆花、新绛、葱），可见其还能疏肝通络。代赭石为金石重坠之品，张锡纯称其“善镇逆气，降痰涎，止呕吐，通燥结”，于镇肝熄风汤、参赭镇气汤、寒降汤等方俱主以代赭，因其平肝、止喘、止血也。

旋覆花、代赭石两味，普遍适用于胃气不降病证。如用旋覆代赭汤原方，因胃气虚弱，方中本有人参、甘草、大枣。如肠胃实热，腑气不行，人参、甘草、大枣就不太相宜，当去之，酌加瓜蒌、风化硝、桃仁、杏仁、枳实、大黄等，以降逆通下合法，取“六腑以通为补”之义。先师施今墨先生擅用此法，治疗支气管哮喘、急性肺炎、胸膜炎、神经性呕吐、慢性胃炎、溃疡病、膈肌痉挛、食道炎等疾病，凡见胸胁痛、呕吐、呃逆、噫气，辨证属肝胃失和、胃气上逆者，每采用之，配合他药，殊获良效。

胃气上逆病证，如为情志不遂、肝气郁结所致者，除用旋覆花、代赭石外，还可配合戊己丸。戊己丸用白芍柔肝缓急，黄连泻火清肝，吴萸温肝降逆，辛苦酸同用，如见胃中嘈杂，呕吐酸水，两胁胀痛，口苦，舌红者更宜。

降气和胃法，有时还须配合肃降肺气的药物。因肺主一身之气，肺失肃顺，常用的药物有苏叶、枇杷叶等。苏叶辛温，入肺、胃二经，解表，散寒，止呕。如外感风寒内有湿滞，苏叶和藿香、白芷、陈皮配合，方如藿香正气散。如湿热呕吐，舌苔黄腻，脉滑数，薛生白《湿热病篇》中苏叶、黄连小剂量同用，每获良效。枇杷叶苦平，肃肺化痰，清肺和胃，亦每配入降气和胃方中。如胃气上逆属热者，每以上方配芦根、茅根，亦可用《金匮要略》橘皮竹茹汤。芦根、茅根既能清肺胃之热，又能生津止渴，用于久病伤津，呕吐、呃逆之虚热证。如舌光红无苔，伤阴较重者，可加叶氏养胃汤。

半夏泻心汤为辛开苦降主方，主治脾胃寒热错杂，脾气虚寒，胃家有热，症见呕吐，恶心，噫气，胃脘痞满，肠鸣，泄泻，舌质淡润，舌苔薄黄水滑，脉象沉濡或滑数者。笔者常用于慢性肠胃炎、溃疡病、神经性呕吐、幽门不全梗阻等疾病。其方黄连、黄芩苦寒泄降，以清中焦之热；干姜、半夏辛温开通，以除中焦之寒；人参、甘草、大枣补养脾胃，以益中焦之虚。析其药性，辛温苦寒并用，辛可通阳，苦能清降，为辛开苦降、寒热并调之法。临证化裁，寒加附子，热重芩连，虚群人参，实配大黄，兼见少阳证加柴胡，兼见太阳证加桂枝，可灵活应用。

戴元礼认为泻心汤可治湿热病证，叶天士宗其旨，治法圆通，用治湿热内蕴之胃痛、呕吐、噎膈、反胃、关格、痢疾、湿温、吐蛔诸证，读者可参《临证指南》各门。

行气法在脾胃病的应用

气为神之使，又为血之帅。人以气为主，息息相运，连续不断。阴阳升降，血脉流行，营卫运行，脏腑生养，无不赖乎气。气盛则盈，气衰则虚，气顺则平，气逆则乱。

气病即气机的逆乱和功能的盛衰，在脾胃气病每多。从治疗方面，气壅阻滞则行之，气弱虚衰则补之，气逆于上则降之，气陷于下则升之。如脾胃气滞，见脘腹痞满疼痛，食欲不振，呕吐恶心，嗳气吞酸，舌苔薄，脉弦等症状，可用行气之法。行气法不仅能止痛、除胀、运脾、和胃，还有解郁、化痰、祛湿的作用，其中部分方药尚有解表、平喘、疏肝、活血等作用。

笔者临床常用的行气方剂，主要是加味乌药汤，方载《济阴纲目》，用治肝郁气滞之痛经。肝为将军之官，性喜升发疏泄，情志不遂，肝郁气滞可致妇女痛经。从脏腑相关看，木郁则土壅，故疏肝理气亦可用治脾胃气滞病。加味乌药汤药味平和，行气止痛之功较佳。香附辛苦性平，入肝胃二经，为气中血药，而善疏肝解郁；乌药辛温香窜，上入脾肺，下入肝肾，用治胸腹诸痛相宜；木香辛苦温，行气宽中，为上、中、下三焦气分要药；砂仁辛温，化湿行气，醒脾开胃。四药相须为用，同中有异，行气止痛，运脾和胃作用更臻完善。气滞则血瘀，方中延胡索活血止痛，故有“心痛欲死，速觅延胡”之称。甘草和百药，又能缓急。笔者临床常以本方化裁出入治脾胃气滞诸证。

又用丹溪越鞠丸。脾胃居中焦，为全身气机升降出入之枢纽。如脾胃气滞，当升不升，当降不降，郁滞于中，长此以往，则成气、血、湿、痰、火、食六郁之病，而以气郁当先。故治郁首当行气，越鞠丸以香附为君，行气活血，疏肝理脾，切贴病机。他如川芎活血，山栀清火，苍术化痰湿，神曲消积食。气行则血行，气行则痰湿火食之郁俱解。笔者临床用治慢性胃炎、溃疡病、慢性肝胆病，凡属脾胃气滞者多效。如合二陈汤，去神曲，加砂仁，即李梴《医学入门》六郁汤，用治气滞痰湿者。古人说得好：“气结则生痰，痰盛则气愈结。”因此行气可以化痰，化痰更需行气，本方即寓此二义。

临床上脾胃气滞还常兼见气逆病证，故常并用行气、降逆二法。余以《温病条辨》香附旋覆花汤加减，其中香附行气解郁，旋覆花降气化痰，二陈汤和胃降逆，苏子降气理肺，苡仁健脾化湿，以脾胃为中心，兼及肺肝，可谓用心良苦。原书治胁下支饮，移治呕吐、呃逆、胃痛、腹胀，凡气滞不畅，痰湿上逆者，投之颇效。其证候特点，发作每与情志因素有关，静则病重，活动减轻，用补益或活血则无效，舌苔薄腻，脉弦滑。如以苏叶、苏梗代苏子，行气宽胸更佳。如合半夏厚朴汤，可治梅核气。

脾为阴土，喜温恶寒，喜燥恶湿。行气药大都辛香温燥，所以能运脾和胃。但正因其辛香温燥，多易耗气伤阴，故不可久用。特别对气虚或阴虚患者，常需谨慎，即使用亦当合补气或养阴药物。

行气法还需根据病情，配合其他方法应用。如湿热内蕴则清热利湿，寒湿中阻则温中化湿，食积停滞则消导化食，肝气郁结则疏肝解郁，血脉瘀阻则活血化瘀。

行气药大多香燥，生用尤著，如炒用可缓其燥之性。还可有花类药，如厚朴花、代代花、玫瑰花、绿萼梅；子类药，如川楝子、沙罗子；梗类药，如苏梗、藿香梗；叶类药，如枇杷叶，取其香气，缓其燥性，尤宜于虚弱患者。

行气还常用活血药配合。《难经》云："气主煦之，血主濡之。"气病单用行气药无效时，每佐活血药，如当归、川芎、延胡索、泽兰、茜草等，酌用一、二味即可，剂量不宜过大，以免喧宾夺主。

气有余便是火。辛温药只能行气开郁，豁痰消积，如气滞兼见火热病证，常需配以苦寒清热，如山栀、黄连、黄芩等，相得益彰，效果更好。

行气药在取得一定疗效后，中病即止。所谓治气之法，唯在适中。气积于中，固宜疏顺。如疏导过剂，则又反耗元气，致生下虚中满之证。因此行气药不可过用、久用。临床上，行气得效后，笔者常以六君子汤、归脾汤善后调理。归脾汤养血可以柔肝，以免肝气之横逆；六君子汤补气可以健脾，以御肝木之克伐。以行气开始，以补益善后，亦可谓法外之法。

补中益气汤的临床应用

补中益气汤为金元李东垣创制的名方，用以甘温除大热，升提中气。历代医家颇为推崇，方论和验案甚多，在此谈谈笔者在临床应用上的一点体会。

脾胃居于中焦，为全身气机升降的枢纽。脾主升清，胃主降浊。只有脾胃升降功能正常，才能维持心肺阳降、肝肾阴升的正常局面，达到水火既济、阴平阳秘的动态平衡。倘若饮食失节，寒温不适，情志乖变，或久病调养不当，禀赋脾胃虚弱，都可造成脾胃升降失司，特别是长期的脾胃病证，更容易形成中气下陷的病机变化。

在临床上，可见到气短懒言，四肢无力，面色无华，肌肉消瘦，自汗，心烦，虚热时起，食入不化，腹胀，大便溏薄，甚至泄泻，舌质淡，脉象虚弱无力等症状。同时还可见到腹部有下坠感，内脏下垂（包括子宫、直肠等）。妇女还可出现月经量多、漏下不止等。均为中气下陷的表现，可用本方。

东垣书中升阳益胃汤、清暑益气汤、调中益气汤、清燥汤等，均为补中益气汤加减而成。又如腹痛加白芍，腹胀加厚朴，心下痞加黄连，头痛加蔓荆、川芎，身痛加羌活、防风，口渴加葛根等，为本方加减之例，可见临床应用之广泛。

笔者于临床常用本方，治疗慢性腹泻、先兆流产、脱肛、内痔出血等疾病而见中气下陷证候者颇验。

如一国际友人，女，40余岁，妊娠1月，阴道流血，诊为先兆流产，用黄体酮等无效，遂邀笔者诊治。见其面色无华，四肢乏力，气短心悸，腰膝酸痛，少腹下坠，下部见红，舌质淡，脉虚细。询其生育史，曰曾育1女，以后连滑7胎，都是在孕后3月以内滑胎。此次怀孕方月余，又罹是证。用西药保胎无效，某医院嘱住院治疗，患者不允。证属中气下陷，脾不统血，肾不摄纳，胎元不固所致，治以补中益气汤升提中气，加阿胶、艾叶温摄止血，杜仲、续断补肾固胎，生地、白芍凉血止血，温凉并用，脾肾同治，而以升提温摄为主。并嘱卧床休息，10余剂后血止，后间断用药。5月后回国，此后曾来信云："已足月顺产1男孩。"

而后以本方加减，治愈先兆流产多人，一般10剂血止。常用药物剂量为：黄芪15g，白术6g，党参10g，黑升麻3g，柴胡5g，甘草6g，杜仲10g，续断10g，阿胶12g，艾叶5g，芥穗炭5g。补中益气汤内原有当归、陈皮，因当归动血，陈皮破气而去之，并常以黑升麻、芥穗炭同用，以黑能止血，能升清阳之气耳。

内痔出血亦为本方加味有验病证。如康姓患者，男，30余岁，某制刷厂工人。内痔出血8年，贫血，面色㿠白，四肢无力，腹部下坠感，大便后带血，色鲜红，淋漓不已。笔者以补中益气汤原方，加槐花6g，地榆6g，侧柏炭6g，5剂而已。方中槐花、地榆、侧柏炭清热凉血，以治其标；补中益气汤原方升提中气，以治其本。标本兼顾，故宿恙可速痊也。又有王姓患者，本人亦知医，内痔出血，曾用补中益气汤原方无效，笔者加上述3味药即效，可见中医治疗，妙在方药化裁得法。

补中益气汤用于慢性泄泻，见中气下陷病证，也常有效。如有12年腹泻史的一个病人，迭用中西药物治疗无效，西医诊为慢性结肠炎，笔者用本方加川芎2g，砂仁3g，姜炭3g，4剂症减，15剂病已。方中用川芎，宗尤在泾《金匮翼》芎䓖丸治泄泻之意，砂仁行气醒脾化湿，姜炭温中止泻，为笔者临床治慢性虚泄必用之药。

又有一小儿，痢疾反复发作5年，造成直肠脱垂。某院嘱其手术，然床位紧张，需要等待，求诊于笔者。辨证为脾气虚弱，中气下陷，以补中益气汤，加防风3g，炒枳壳6g，5剂而已。黄芪、防风、枳壳3味，为三奇汤，原治老人气虚便秘，笔者以治脱肛，因思枳壳、防风能收缩内脏平滑肌，竟获速效。可知学无止境，惟有悉诵古今医书，寻求古训，融会新知，方能取得较好的临床效果。

湿温热结仍宜通里攻下

湿温病，乃湿热外邪兼并饮食内伤而致的急性热病。在临床上，虽常以病势缠绵，病程较长，脾胃症状明显为特点，但在病程中也经常出现高热、腹痛、亡血、气脱的急性证候。一般湿温病初起，病势不急，常呈头痛恶寒，身热不扬，脘痞呕恶，可以三仁汤、藿朴夏苓汤等化湿为主。然湿热之邪不去，则邪结于里，高热持续不退，汗出，腹胀痛，口渴，苔黄，脉数，应当清热化湿，甚者可予攻下。病至后期，邪入营血，灼伤肠络，可致便血不止，灼热，烦躁，舌绛少津等，此时亟当清热凉血，宜犀角地黄汤等。若气随血脱，四肢厥冷，神萎面白，舌淡，脉细，尤宜益气固脱，急投以独参汤等。

笔者认为，湿温证与其他湿热病一样，卫气营血之传，关键在于把握气分，俾湿热之邪有出路，以截断病势，不致陷入营血。特别对湿温病证候，见高热，烦渴，谵语，便秘，腹满痛拒按，舌苔黄腻而有根，脉沉实有力者，“阳明腑实”，热结于里，且素体壮实时，可用通里攻下。诚如叶天士所云“再论三焦不得外解，必致成里结。里结于何？在阳明胃与肠也。”（《外感温热篇》）薛生白云“湿热证……若大便数日不通者，热邪闭结肠胃，宜仿承气微下之例”（《湿热病篇》），即为此而论。当然在湿温病阳明热结时，除需注意高热、烦渴、便秘等外，主要强调体质强壮，舌苔老黄（有根），腹诊见满、痛、拒按三点。即使有了这些可攻下的条件，仍需先用小承气汤微下，以测其热结之程度。张仲景云：“若不大便六七日，恐有燥屎，欲知之法，少与小承气汤，汤入腹中，转矢气者，此有燥屎也，乃可攻之。”仲景此论虽言伤寒，然同样适用于湿温阳明热结之治。如用小承气汤后，肠鸣漉漉，矢气频作，则可放胆用大承气汤攻下。

咳喘当辨虚实

咳嗽痰喘是临床常见病证，其病位在肺，尤与脾肾两脏密切相关。笔者从证候着手，窥探脏腑虚实盛衰。凡外感咳喘，需抓住表证阶段有利时机，及时宣解。若失于宣解，日久会出现各种变化，伤及五脏而成内伤咳喘。临证需分析是虚，是实，还是虚实夹杂，辨证准确，治疗得法，则顽疾可除。

刘某，女性，62 岁。因“肺源性心脏病，心功能不全”住院 58 天，经抗炎、镇咳、强心、改善循环，治疗效果不显。出院后邀笔者往诊。患者呈卧位，面色少华，咳嗽，咯痰色白，量多泡沫状，痰中带血，心悸，气短，胸腹胀痛，呕恶，舌红无苔，脉弦滑数。笔者认为，心肺二脏同居上焦，肺主气，心主血，气与血在人体相互为用，祛痰可以宁嗽安肺，清热可以定悸止咯血，至于胸膈痞满、呕恶等病，亦是痰浊中阻，气机不畅所致。此患者为虚中夹实，本虚标实，以痰热壅肺之标实为急，故治当以清热祛痰为先。药用前胡、紫菀、百部、桔梗、浙贝、杷叶、百合、麦冬、冬瓜子、丹皮等清热化痰，3 剂咳嗽咯痰大减，咯血亦止，再拟芳化湿浊，除痰利气，和胃安神之法，合温胆汤加减，15 剂诸症皆瘥。

复发性口腔炎

复发性口腔炎病程较长，缠绵难愈，反复不已，证非一端，有阴虚者，有火旺者，而以脾胃病变为多见。从脾胃生理来分析病机，则口唇属脾，脾的经脉连舌本而散舌下，口唇舌体溃烂，应责之于脾胃。脾失健运，湿浊内生，阻滞于中焦，清气不升，浊气不降，浸淫唇舌则口腔溃烂。湿浊黏腻，不易速除，脾虚失运则湿浊难化，故反复发作，难以根治。常见口腔溃烂多处，此起彼伏，溃疡面有黄白色膜片覆盖，周围黏膜色泽不甚红赤，舌体多涎，口中发黏，舌苔厚腻，脉滑。治疗用健脾利湿、芳香化浊法，笔者常用七味白术散化裁。七味白术散由白术、白茯苓、人参、甘草、木香、藿香叶、葛根组成。复发性口腔炎多有湿浊阻滞，故去人参、甘草、加佩兰、生薏仁、荷梗、白扁豆之类渗湿化浊。纳呆食少者，酌加焦三仙、莱菔子健脾消食。呃逆嗳气者，每增旋覆花、代赭石降逆和胃。吞酸嘈杂，及口疮周围红赤者，添加炒黄连，反佐少许吴茱萸。大便燥结不下者，加熟大黄、炒枳壳通腑降气。

如病人刘某，女性，33岁，1979年10月8日初诊。患者唇舌溃烂已10余年，反复发作，缠绵不愈。此次发病已半月，纳呆食少，呃逆嗳气，大便秘结，舌苔灰黄而浮，脉滑，系脾胃湿浊为患，拟用七味白术散为法。

药用：炒白术6g，藿香10g，葛根10g，木香（后下）3g，枳壳10g，佩兰10g，茯苓10g，代赭石（先煎）10g，旋覆花（包煎）6g，神曲10g，莱菔子10g。

方中白术健脾；藿香、佩兰、茯苓以祛湿和胃；葛根升清，代赭石、旋覆花降浊；木香、枳壳理气；莱菔子、神曲消导助运。集燥湿健运与调理升降于一方，主次兼顾，切中病机，服药5剂而愈，随访未见复发。

复发性口腔炎反复发作，还有一个重要原因，就是病人的饮食问题。笔者每嘱病人注意调节饮食，忌食生冷食物、辛辣之品、肥甘厚味，不能饮酒，不喝浓茶。生冷食物易伤脾胃，辛辣之品和饮酒均能蕴热生火，肥甘厚味及浓茶则每致留湿，皆能引起口腔炎复发。

小议大风苛毒

大风苛毒是伤害人体的致病因素。《素问·生气通天论》曰："清静则肉腠闭拒，虽有大风苛毒，弗之能害。"说明了人清静，能循四时之序，养生调节，不妄作劳，起居有节，则腠理固密，即使有大风苛毒，也不会为害人体而致病。

何为大风苛毒？风者，《说文解字》云："风动虫生。"《康熙字典》引赵古则曰："凡物露风，则生虫，故风从虫，风谐声。"从中可见，风里包括虫，是一种毒，也是伤害人体的一种毒物。苛者，《说文》释为"小草也"，苛毒就是小到肉眼看不到的毒物。大风苛毒，不但包括西医学所说的细菌，病毒，而且包括原虫，甚至包括至今尚未发现的致病因素等，所论范围比现代医学更广泛、更深刻。

早在2000多年前，中医对疾病的认识就是很客观的。按照辨证论治来处方遣药，对于许多细菌、病毒、原虫等所致的疾病，都能治好。比如，伤寒、温病和传染病的前趋期，都属于表证。致病因素除了六淫之外还有疠气、杂气，以后又发展成为一病一气之说，大风苛毒亦属杂气的范畴。中医治疗外感风热感冒，不谈现代医学的细菌或病毒，应用银翘散或桑菊饮，解表清热，仅用3~5剂中药就可以治好。又如病毒性肺炎，发热咳喘，应用解表宣肺之法，汗出热退喘平，病告痊愈。又如20世纪50年代，石家庄传染病院用中医治疗暑湿的方法，治愈了流行性乙型脑炎，取得了可喜的成绩，受到卫生部的奖励。

总之，中医、西医是两个理论体系，西医注重微观，在致病因素方面强调细菌、病毒、原虫等；中医注重宏观，在致病因素方面强调六淫、疠气、杂气以及大风苛毒之类。中医所论病因较之西医范围更广，不论科学技术如何发展，有些客观事物是看不清、摸不着的，要靠抽象思维、辨证思维来解决。除此以外，中医在病因方面还注重内因、七情、饮食劳倦等，这更是中医独具的特点。西医固然是科学的，但中医、西医都应该各自遵循自身的发展规律，互相取长补短，共同提高，以造福于人民。

芥穗下瘀血

芥穗为辛温发汗解表药，加入辛凉剂中，祛风镇惊、清利头目，用于小儿发热惊风、透发痘疹、解除烦躁等方面，似已众所周知。但对于芥穗为血中之风药，善于祛风理血、清血解毒、破结下瘀，用于血中毒、脓毒性败血症、消除痈疽等疾患，似报道得较少。笔者在临床常用银翘桑菊汤，重用黑芥穗，并加桃仁、丹皮、丹参、赤芍、香附等活血理气之品，治疗外感风热夹瘀血者，每有效验。

如曾治老朋友刘某之妻，剖腹产 3 日开始发热，热势持续不退，右臂疼痛难忍，右下腹出现界限不明显之包块，大如烧瓶，腹胀灼痛拒按，恶露少而色淡。曾邀首都某医院西医专家会诊，诊为：①血肿炎症；②阑尾炎；③异物遗留引起。建议抗感染治疗，必要时手术探查。但连投多种抗生素不效，后邀笔者会诊。诊见其恶寒发热，头痛，肢体痛楚，腹有包块，舌绛苔黄，脉浮。为产后外感风邪，兼夹瘀血。盖产后百脉俱虚，风邪乘虚侵袭，正虚无以御邪，故邪气留恋，历时旬余，而无力疏解；剖腹产术后失血过多，血少则气弱，气弱不能帅血，则血行凝滞，留结成瘀，败血阻于胞中，则恶露下行不畅，瘀结更甚，是以右下腹结块成形。瘀则郁而生热，故自觉局部灼热，疼痛拒按。右上肢疼痛乃因输液及产后血虚受风而致。先师施今墨先生对于产后发热、产褥热，爱用黑芥穗，往往用到 15~30g。由于患者正虚邪实，表里同病，即用银翘桑菊汤加黑芥穗等。

处方:银花10g,连翘10g,桑叶10g,菊花10g,蒲公英10g,嫩桑枝10g,黑芥穗15g,芦根12g,白茅根10g。

服药2剂,热退,诸症遂减,3剂后包块明显缩小。后又加强活血化瘀之力,服用数剂,包块消失,而收全功。可见芥穗为"下瘀血,破结聚气"(《神农本草经》)之妙药。

保和丸治肾性蛋白尿

我国古代医家对类似肾炎的论述非常丰富,积累了不少有效的方药。临床上一般常用发汗利尿、温阳行水等法,而投消食导滞之剂者尚属少见。笔者曾用保和丸治愈"肾炎水肿,肾性蛋白尿"一例。保和丸消食和胃,去宛陈莝,健运脾气,水肿消除。笔者认为肾性蛋白尿,虽然在于肾的封藏失职,但往往与脾失健运有关。五脏六腑之精均藏于肾,肾气充则精气内守,肾气虚则收摄无权,精气外泄。但精气有先天、后天之分,先天之精有赖后天之精的补养,脾胃为气血生化之源泉。精血实为一体,蛋白乃人体营养物质,属精血范畴。脾气健运,化源充盈,既能生血化精,亦可统血摄精。因而笔者治疗肾性蛋白尿,不独取补肾,而且调脾胃、振化源,以摄精血。

患儿,男,5岁,患肾炎迁延2年有余,尿蛋白持续++++。西医经抗感染、利尿消肿、大剂使用激素不效,遂延笔者诊治。观其面目浮肿,身重食少,胸脘痞满,厌食呕恶,舌质淡红,苔薄黄微腻,脉滑小数。诊为食积停滞,水湿不行,拟消食健脾和胃之法,予保和丸改为汤剂。

药用:神曲9g,山楂5g,莱菔子5g,半夏5g,陈皮5g,茯苓12g,连翘5g。

服药3剂,水肿消失,尿蛋白转为阴性。1年后随访,未见复发。

小儿急性肾炎，稍事治疗，常迅速向愈。然小儿慢性肾炎，往往难治，肾性蛋白尿更为棘手。小儿肾脏娇嫩，加之水泛而肿，攻之不可，补之无功。保和丸平和之剂，以山楂、神曲、莱菔子消食导滞；半夏、陈皮、茯苓健脾化湿；佐连翘清热散结，诸药相合共奏消食化滞、健脾和胃之功。细察脉证，投之竟收全功。

脾胃善后用枳术

脾胃为后天之本，气机升降之枢纽。临床所见脾胃病容易治疗，但也容易复发。食积伤饱诱发脾胃病者，屡见不鲜。笔者在常见的脾胃病，如呃逆、呕吐、胃脘痛、泄泻、腹痛等病的治疗中，多用枳术丸调理善后。

患者周某，女，38 岁，腹泻与便秘交替出现 20 余年。严重时大便每日 20~30 次，甚则便脓血，先后服用多种抗生素，并用黄连素灌肠等法均不效。乙状结肠镜检查未见异常。1966 年北京某医院诊为“过敏性结肠炎”，1983 年元月初邀笔者诊治。诊见神疲乏力，夜寐不安，咽中似有物堵塞，舌尖红，苔薄白，脉滑数，辨为肝脾不和，拟疏肝理脾之法。

药用：杭白芍 10g，当归 10g，香附 10g，炒枳壳 10g，苍术 10g，厚朴 6g，炒陈皮 10g，木香 5g，山楂炭 12g，芥穗炭 5g，炒柴胡 6g，甘草 5g。

以此方加减化裁，共用 40 剂，病好八成，腹胀减轻，大便如常，但仍觉食欲不振，时有呃逆、口苦，又因吃元宵引起胃脘胀痛。

代赭石 10g，旋覆花 6g，佩兰 10g，苏藿梗各 6g，炒苍术 10g，陈皮 10g，厚朴花 6g，香附米 10g，枳壳 6g，刀豆子 6g，广砂仁 5g，神曲 10g。

服药5剂，诸症递减。遂又嘱服香砂枳术丸1个月，每日2次，每次6g，随访未见复发。

枳术同用，由来已久，首见于《金匮要略》的枳术汤。张洁古改其制剂，调其用量，易名枳术丸。其中枳实30g，白术60g。方中以白术为主，健脾祛湿，辅以枳实，消痞除满，白术用量重于枳实一倍，乃补重于消，寓消于补之中，二药参合，一补一泻，一走一守，一急一缓，相互制约，相互为用，为施今墨先生喜用之对药。复以荷叶烧饭为丸，取其升养脾胃之清气，以助白术健脾养胃之功，与枳实相配，一升清，一降浊，清升浊降，脾胃调和，正如古人云："脾宜升则健，胃宜降则和。"

枳术丸加木香、砂仁，名香砂枳术丸，为《摄生秘剖》方，主治脾虚食少，或有宿食不消，胸脘痞闷等症。枳术丸加半夏、陈皮，名橘半枳术丸，为《医学入门》方，主治脾虚停食，饮食不消，气滞痞闷等症。枳术丸加神曲、麦芽，名曲麦枳术丸，为《医学正传》方，主治食积伤饱，心腹胀满等症。枳术丸变方较多，贵在临床随证化裁。

简谈气化

气化学说是中医学理论的重要组成部分。它渗透到生理、病理、病因、诊断和治疗学各个方面，贯穿于理法方药每个环节。气，含义甚广，在医学范畴中，一指维持人体生命活动必不可缺的、流行着的、难见的精微物质，如水谷之气、呼吸之气等；一指脏腑之气，如脾气、胃气、肾气、肺气、肝气、心气，以及营气、卫气、真气（元气）、宗气等等。气化，是指气的生成和变化。人体的脏腑器官，四肢百骸，以及营血精津液等，都要靠气的生化才能得到滋养与成长。《灵枢·决气》说："上焦开发，宣五谷味，熏肤，充身，泽毛，若雾露之溉，是谓气”，就是这个意思。

气化的全部过程，是要靠五脏六腑的共同作用来完成的。其中，脾和胃起着主要的作用。胃主纳谷，脾主运化，饮食经脾胃消化后，由脾将精微上输于肺，通过肺再把它输送到全身百脉之中，流行于五脏之间，然后到肾转化为精。这样由脾到肺、由肺到肾的过程，就是五行学说土生金、金生水的过程，也就是《素问·阴阳应象大论》所说“气归精”、“气生形”的过程。气归精，是指气由阴精所化生，气有赖于阴精。气生形，是指气也可以转化为筋、骨、脉、皮、毛、精、血，即形体。气与精，气与血，气与津液之间的关系，是对立的，又是统一的，是依存互根、消长转化的关系。

气化的重要枢纽，是脏腑的升降运动。脾主升，胃主降；肝主升，肺主降；肾水宜升，心火宜降。正由于这种升降出入的运动，不断地化生，才能有生命活动。由水谷之气化生为精、津、液、血、脉，由无形化为有形，由一气而繁育为“六气”，由六气“象变”为生、长、壮、老、死，和语言、思维、运动、感觉等等。化生不已，生命不息；化生停止，死亡到来。

脏腑的气化活动、升降出入，因某种原因，在某个环节被破坏，都会成为疾病。如胃气不降反升则呕，脾气不升反陷则泻，肺气上逆则咳，肝气横逆则郁，肾水下降则遗精，心火上炎则失眠。故《素问·六微旨大论》说：“出入废则神机化灭，升降息则气立孤危。故非出入，则无以生长壮老已；非升降，则无以生长化收藏。”气化的动力，源于命门，由元气激发。

气化失常致病，就应“审察病机，无失气宜”，调其气机，使归于平，恢复健康。故调理气机，使气化正常，则为治疗大法之一。张景岳提出：“气主于肺而化于精，神主于心而化于气，肌肉主于脾而土生于火，诸血藏于肝而血化于脾胃，精髓主于肾而受之于五脏。”“精中有气，气中有精之因，且凡上焦阳气不足者，必下陷于肾也，当取之至阴之下；下焦真阴不足者，多飞越于上也，可不引之归源乎！所以治必求本，方为尽善”（《景岳全书·虚损》卷十六),“善补阳者,必于阴中求阳,则阳得阴助而生化无穷;善补阴者,必于阳中求阴,则阴得阳升而泉源不竭”(《景岳全书·补略》卷五十),正是宗阴阳气化之理而发挥之。膀胱气化失常,水蓄为患,水津不能蒸布于上焦而消渴,水气不得通利下焦而为小便不利,仲景治以五苓散,助气化以行水。土不得火,湿气滋生,为痰饮化生之源;土湿则金寒,气不化水而生痰;土湿则肾寒,水不化气而成饮。《金匮要略》提出“当以温药和之”,实助阳以复气化。叶天士治湿热,提出“通阳不在温,而在利小便”(《温热经纬·叶香岩外感温热篇》),以淡渗之品通利小便,俾达湿去热透,气化得行,有除湿之功,而无助热伤阴之过,均系善用气化学说之先哲。他如芳香以化湿、补气以生血、益气以化津、补肾以养肝、滋水以涵木、补气以固脱、保津以救血、养血以生津等等治法,无一不与气化有关。

从西医学观点看来,气化过程近似于新陈代谢的机体自我更新的过程。“化生精,气生形”体现了同化作用的方面,属于物质和能的储存。同时“精化为气”,体现了异化作用方面,属于物质分解和能的释放。机体正是由于这个“能”才表现出各种生命现象。

命门刍议

命门之名,始见于《黄帝内经》。《灵枢·根结》说:“太阳根于至阴,结于命门,命门者目也。”命门,指睛明穴。命门之名,自此始出。《素问·刺禁论》说:“七节之旁,中有小心。从之有福,逆之有咎。”马莳注为心包,吴崑注作命门,为命门说之端倪,但尚无确实含义。《难经·三十六难》说:“肾两者,非皆肾也,其左者为肾,右者为命门。命门者,诸神精之所舍,原气之所系也,男子以藏精,女子以系胞。”自此右肾命门之说大倡。明代李梴有所发挥，说："命门下寄肾右，……配左肾以藏真精，男女阴阳攸分；相君火以系元气，疾病死生是赖。""命门为配成之官，左肾收血化精运入，藏诸命门，男以此而藏精，女以此而系胞胎"(《医学入门·脏腑赋》)。赵献可持"肾间命门说"，对命门的功能详加阐述，谓"人身别有一主，非心也。命门为十二经之主，肾无此，则无以作强，而技巧不出矣；脾胃无此，则不能蒸腐水谷，而五味不出矣；肝胆无此，则将军无决断，而谋虑不出矣；大小肠无此，则变化不行，而二便闭矣；心无此，则神明昏，而万事不能应矣。正所谓'主不明则十二官危'也。""欲世之养身者、治病者，的以命门为君主，而加意于火之一字。……命门君主之火，乃水中之火，相依而永不相离也"(《医贯·十二官》)。赵氏直把命门代替了心的功能。张介宾亦持此说。孙一奎则主"动气命门说"，程知持"命门为包络"，众说纷纭，颇有争论。

在笔者看来，命门是基于临床实践，在五行生克(特别是火生土)理论指导下，取象比类所产生的一种医学理论。"七节之傍，中有小心"，这个"小心"，应看作是心的分体。古人尝以心属火，喻为灶，把脾胃喻为釜，釜得火灶之力而能腐熟水谷。然心居于上，火性上炎，于理欠通，故另设想一命门真火，居两肾之间，以此火生土，火位釜(脾胃)下，釜中之物则能腐熟、蒸腾，从而产生人体的气化过程。实则命门即为肾阳，与肾阴相互为用，生生不息，水火既济，阴平阳秘，维持人体生命活动。五脏阳气赖之以生发，五脏阴精赖之以滋长。心赖之则君火以明，肺赖之则制节以行，脾胃赖之则仓廪以宁，肝胆赖之则资谋虑之本，膀胱赖之则三焦化气，大小肠赖之则传导自分。

命门火衰，五脏失其生气之源，则诸恙丛生。如五更泄泻，或少阴病下利清谷，均系脾失命火温养，腐熟无权所致，法宜温补命门，前者用四神丸，后者如四逆汤，补火以生土，则能取效。若徒治脾土，必事倍功半。命门火衰，肾水上凌，心悸头眩，必以真武汤温阳制水。久喘，肺虚及肾，应宗温肾摄纳法，肺肾兼顾，用人参胡桃汤之类；重者用黑锡丹温命门。肝寒疝证，轻者用暖肝煎，方中配肉桂温补肾阳；重者则加附子大补命火。命门与生育、寿夭密切相关。男女不育，阳痿滑泄，胞寒带下，皆宗温补命门获效。养生家尤重命门，主张恬淡节欲，如此则寿，反此则夭。以上管见，以为引玉之砖。

辨证当明标本缓急

为医之要，首当辨阴阳、表里、寒热、虚实八纲，掌握脏腑特性，立法遣方自不难中鹄。若病证单纯者，即初学亦识之不难。然间有复杂情况，则决非易辨者。特别是表里同病，而又兼虚实错杂，头绪繁多者，如不分标本缓急，抓住病变的主要矛盾，往往会攻邪伤正，扶正碍邪，动则掣肘。

古人说得好，急则治其标，缓则治其本；病邪为标，正气为本；新病为标，旧病为本。《素问·标本病传论》云："谨察间甚，以意调之，间者并行，甚者独行。"就是要医者详明标本缓急，病情重时可先治标，病情轻时可标本兼顾。

笔者于1979年仲秋，曾治一小儿肺炎，卢姓，男，6个月。病起外感风邪，身热无汗，咳喘痰鸣，胸高气促。曾迭用多种抗生素，病非但未已，反增厌食、腹胀、腹泻、呕吐等症。是时表里同病，邪实正虚。问其母云，患儿素体羸弱，身有小恙即呕吐腹泻，可见脾虚是本。见患儿病状，鼻翼煽动，面赤，时烦躁不安，舌苔白厚，指纹暗红，然两目尚有神，知病邪尚在肺卫，且有入里化热之势。急当救表，投小青龙加石膏汤2剂。又恐石膏性寒，易伐脾胃阳气，改用黄芩代之。药后汗出热退，咳喘大减，惟腹泻依然。标证既除，遂以参苓白术散健脾利湿，缓图其本，健脾可以扶肺，培土即能生金。并嘱乳食适量，以免食复。嗣后泻止，仅见低热咳嗽，以泻白散加味而瘥。最后用钱氏七味白术散收功。上喘下泻，身热呕吐之重症，竟 10 剂痊愈，可见标本先后理论之重要性。

患儿起病于外感，风邪束表，肺气不宣，而致身热无汗，咳嗽痰鸣，胸高气促，即所谓标病者。素体虚弱，患疾即易呕吐腹泻，今得病后又见此状，可见其脾胃虚弱。本案表里同病，虚实错杂，肺脾两脏受病。此时若顾其脾胃，治其里，补其虚，必碍肺卫表邪的解除，影响肺气的宣肃，甚至造成高热不退，动风痉厥，逆传心包。但若治其肺卫，疏其表，泻其邪，又可能造成后天之本的虚羸，影响脾胃功能的恢复，治疗棘手。然思之表里虽然同病，但两目尚有神，不至于危，而鼻煽咳喘身热标证为急，故当治其表，后图其本。待表证解后，复治其里，故得全功。

阴缩治验

阴缩一症，颇为乏见。笔者曾治 1 例。1947 年，海关常某，骤见少腹剧痛，阴茎缩入少腹，阴囊缩小，面色青白，烦躁欲死，大便不通，送法国医院诊为“肠梗阻”，谓：“需手术治疗，先交大洋 300 元。”苦于大洋筹措不足，遂求中医治疗。笔者视之，足冷厥逆，脉搏浮取中取皆无，重按至骨乃得，苔黑而润，询之不渴。其妻曰：“昨夜房后饮冷，旋即发病。”笔者予附片、肉桂、橘核、茴香、当归、白芍、川楝、瓜蒌，少佐风化硝，煎汤急进，一剂而大便倾下盈盆，痛止而阳物复原而安。

考阴缩一症，首见于《内经》。《素问·热论》说：“厥阴脉循阴器而络于肝，故烦满而囊缩”，系阴缩属于热者，伤寒、温病可见。《灵枢·邪气藏府病形》说：“微大为肝痹阴缩”，即系属于寒者，为寒凝气滞，肝气逆于下所致。肝主筋，前阴为宗筋所聚之处，肝经脉循阴器，故病属于肝。阳明主润宗筋，胃肠粪屎冷结，阻于阳明，使宗筋失养为病，亦关乎阴器。本证病起因饮凉而发，足冷厥逆，口不渴，脉伏，均属一派寒象；寒凝气滞不通，不通则痛；寒主收引，故阴缩；大便不通，非热结，乃寒结也。烦躁面赤，仅属“寒极生热”之假象。故以附片、肉桂、橘核、茴香祛寒理气，当归、白芍、川楝疏肝，瓜蒌、风化硝得温药之助而润下，而无寒嫌之弊。因病起房事之后，不宜峻下，风化硝其力本缓，少少予之，取其和缓，不伤正气。配合得宜，切合病机，故能一举成功。

脾胃病的摄生调养

《内经》中有关摄生的内容极为丰富，应该继承发扬，脾胃病易治易复发，因而要巩固临床疗效，必须指导病人摄生。

一、畅情志即疏肝健脾

脾胃属土，肝属木，木有疏土之功，又具克土之性。肝木疏泄，调畅气机，协助脾胃之气的升降，分泌胆汁，帮助消化。脾胃病证颇多，但肝气郁滞，是主要致病因素之一。肝气失于疏泄，必然克犯脾土。如思虑伤脾，思则气结，宜调节精神情志，劳逸结合，体脑结合，方可奏健脾和胃之效。畅情志要医病结合，使病人积极调摄，消除病因，疏气散气，增加爱好，转移思路，谈心散心，改变环境等，都有疏肝健脾的作用，不可等闲视之。

二、调饮食以健脾和胃

脾胃病，脾胃功能受损，胃失和降，脾失健运，当遵经旨“调其饮食，适其寒温。”生冷饮食，黏滑肥甘，辛辣醇酒，均在所忌之列。病人宜温食，进易消化、富营养之物。此外还应注意进食习惯和规律，避免饥饱不时。《素问·痹论》说：“饮食自倍，肠胃乃伤。”病人每餐宜少食，晚餐进食七成左右，以减轻脾胃的负担。自觉改变不卫生的饮食习惯，才能取得满意的疗效。笔者反复强调脾胃病，药量宜轻，用药宜精，重病轻取，用效通神。“勿伐天和，勿伐无过。”同时要非常重视调节饮食，以健脾和胃。

三、适应环境加强锻炼

脾胃病的摄生调养，要因时、因地、因人制宜。首先注意顺应四时气候的变化，调整养生方法和侧重点。春季肝气渐旺，脾胃病容易加重，要使脾旺而不受邪，宜调节饮食，健脾和胃；并顺应肝气升发的特点，不使肝气郁滞或升发太过，调摄情志，使心情舒畅。在饮食上应甘缓和中，不宜过用辛辣。《卫生宝鉴》说：“四时惟夏难调。”夏季天气炎热，人喜冷饮凉食，极易损伤脾胃阳气，宜温食热饮，以护中阳。长夏和秋季雨水较多，湿气弥漫，阴寒渐生，脾胃阳气易被遏制。因此应避免冒雨涉水，睡卧湿地；饮食要忌肥甘厚味，慎用生冷饮食。冬季气候寒冷，脾胃阳虚的患者，要注意防寒保暖，进温热性食物。同时应因地制宜，根据地理环境，指导调养摄生。北方寒冷，多用温热之品，南方温暖潮湿，多用清淡芳香之品。还应该根据病人的体质、生活习惯，采用不同的摄生方法，阳热之体慎用温热，阴寒之体慎用寒凉；肝旺脾虚，调摄情志。为了提高疗效，既病防变，要鼓励病人积极开展气功等项锻炼。

验方三则

一、宁胃止痛胶囊

组成：枳实 30g，槟榔 30g，砂仁 15g，白蔻仁 15g，厚朴 15g，香附 20g,高良姜 10g,党参 15g,麦芽 30g。

共研细末,装胶囊,每服 2 粒,日 2 次。

功能:理气和胃,温中止痛。

主治:胃脘胀满,脘腹作痛,呃逆嗳气等症。

方解:本方以香砂枳术丸合良附丸化裁而成。方以枳实消痞行气,槟榔消积下气,共为君药;砂仁行气和胃、醒脾调中,香附理气疏肝、开郁散滞,共为臣药;白蔻仁行气化湿,高良姜温中理气,厚朴温中下气,党参健脾益气,共为佐药;麦芽消积升清,为佐使。全方共奏理气和胃、温中止痛之功。

二、加味补中益气汤

组成:槐花 10g,地榆炭 10g,侧柏炭 10g,黄芪 15g,党参 10g,当归 10g,柴胡 3g,白术 10g,升麻 3g,炙甘草 5g,陈皮 10g。

功能:补中益气,凉血止血。

主治:脾气虚弱,痔漏,便血,色泽鲜红,肛门下坠。

方解:本方以补中益气汤升举阳气,加槐花、地榆炭、侧柏炭,凉血止血,治疗痔漏便血甚为适宜。

三、五子衍宗一条羌

组成:菟丝子 10g,枸杞子 10g,覆盆子 10g,五味子 10g,车前子 10g,羌活 6g。

功能:补肾固精,温阳赞育。

主治:肾虚而致的遗精,阳痿,早泄,小便余沥不尽,久婚不孕。

方解:本方以五子衍宗丸补肾固精,温阳赞育,加羌活一味,入少阴,启肾水,通督脉,蒸动督脉清阳之气,以统诸阳经气血运行,助补肾填精之品,直趋病所,使其发挥效力。

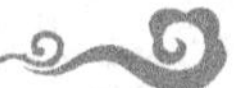

第四篇

针灸气功篇

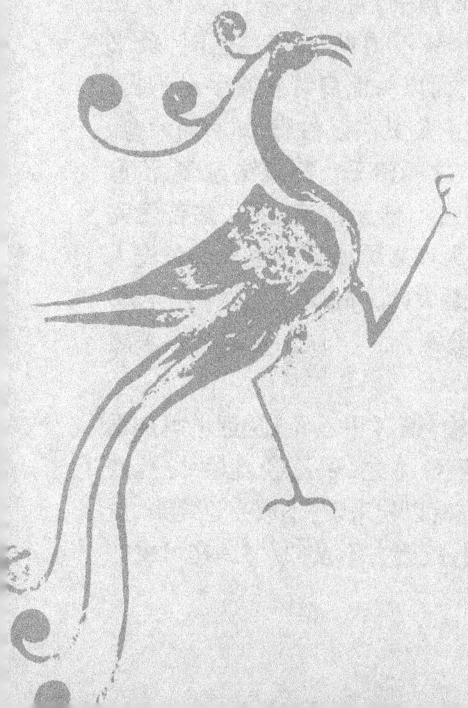

经穴学概论

一、经穴学绪言

经穴为研究针灸学之根本。古有《明堂》三卷，今已不可得见。自皇甫谧刺取《甲乙经》而后，秦承祖增其穴，甄权修其图，孙氏之《千金》，王氏之《外台》，又各据历代之言，损益其间，是《明堂》原文，已多改窜矣。惟《杨注明堂》十三卷，以十二经脉为纲领，各经孔穴历于其下，与《甲乙经》所次体例不同，其记穴先后，从脏逆推脉之所出，与《甲乙经》亦异，其记穴之主病不见《甲乙》，而《甲乙》自七卷至末，详述发病之源，而曰其穴主之者，又悉与杨氏发。是研究《明堂》孔穴，自当以皇甫氏两家为精确。但杨注十三卷，《旧唐书》善录曰《明堂类成》，在宋时林亿尚有《明堂》校注本，今皆不得见矣。近之作针灸书者，苦经络之难寻，孔穴之难检，而以头面肩背胸腹手足为目，并去其某经所发、某经所会之文。如其法以治病，即幸而治愈，终不知病原所在，天下有此无本之所治乎？所以法愈多，治愈失，杀人愈烈也。兹欲研究经穴，不惟无精确之图，并苦无完善之本，此篇采自《学古诊则》，为卢之颐所著者也。卢公先人名不远，精于针法，又受业于慧融大师，并制有《仰背侧人图》，及《色诊》一卷，求之而得如有珍藏，而公布之，尤足为参考之资矣。

此篇系参合《经脉》篇、《本输》篇、《甲乙经》及近世解剖学而成者也。惟手少阴、手厥阴两经，本之《甲乙经》以手之孔穴为起点，未免头绪不清，故著者亦有以俟来学，不敢妄订之语，虽有王琦援引诸家学说，终是不明，故删去不录，原书具在可覆按也。按《经脉》篇十二经孔穴之分析，足三阴皆由足起，而足三阳皆由头起，手三阳皆由手起；而手三阴，肺则起于中焦，从肺系横出于腋下，心则起于心中，出属心系，心主则曰起于胸中，出属心包络，历络三焦，此则亟宜注意者也。手三阳由手走头，所以辨手三阴由脏走手，尚易分析也。足三阳由头走足，会合手三阳由手走头，则足三阴由足走腹。其血液之行度，关乎生理与病理，最紧要亦最复杂，而又难辨者也。《灵》、《素》两经凡推论全体之生理，其结果总在六腑、总在腹，所谓“六腑膈下三脏属中州”，《难经》所谓“五脏募皆在阴”，正在此耳。

《本输》篇十二经孔穴之分析，全重在俞原。其首列五脏者，则推本于五脏之俞，故孔穴皆由手足而起，且有未论心主一经，而于三焦曰“上合于手少阳”，又曰“三焦下俞在于足”。三焦者，其推论最详，以致后人聚讼纷纷，逐论少阴无俞，殊不知《明堂》皆有俞可考，而又不细求《邪客》篇所论外经之理，所以愈辨愈晦矣。《本输》篇是根本五脏之俞，推论六腑之原。其论足三阳，始膀胱而终胃，是重在足，故曰：“大肠属上，小肠属下，足阳明胃脉也，大肠小肠皆属胃，是足阳明也。”其论手三阳，始三焦而终大肠，是重在手。观《经脉》篇论手少阳之脉，曰“布膻中，散络心包，下膈，循属三焦”，所以此篇略于厥阴心主，而独详于三焦，故曰“六腑皆出足之三阳，上合于手者也”，与《经脉》篇由孔穴而辨十二经正自不同，故《经脉》篇于各经则曰“人迎”、“寸口”，是《经脉》所谓“经脉者常不可得而见也，其虚实也当以气口知之。”《本输》篇则曰“诸荣”、“诸俞”、“诸合”、“诸井”，是《难经》所谓“原者三焦之尊号也”，“三焦者原气之别始也”，此理论之大别也。即脏腑各经前后分列次序，两篇亦正不同，尤需注意，同一经脉，同一孔穴，生理上关乎荣卫之感应，有种种不同，故理论之分析，不得不异。此则研究经脉孔穴，当于杂糙中，而要一一分别者也。此等大关键，必要明晰，否则愈求而愈晦。《内经》曰：“知其要者，一言而终；不知其要，流散无穷。”此之谓也。

二、人身骨度

度即指长短、大小、广狭之数据也。骨度为骨骼之度数。人身长以七尺五寸，上古人身长之约数，适中之人也。

（一）头部

头之大骨围，即平眉枕一周，二尺六寸。

发所复者，颅至项，即前后发际，一尺二寸。

发以下至颐，一尺。

眉心至大椎，一尺八寸。

耳后当两完骨间，九寸。

耳前当两耳门间，一尺三寸。

两颧之间，七寸。

眉心至印堂，三寸。

项发以下至大椎，二寸半。

结喉以下至缺盆中，四寸。

（二）胸部

胸围，平乳一周，四尺五寸。

两乳之间，九寸半。

天突至歧骨，九寸。

缺盆以下至鸠尾，九寸。

腋以下至季胁，一尺二寸。

（三）腹部

鸠尾至天枢，八寸。

天枢以下至横骨，六寸半。

季胁以下至髀枢，六寸。

横骨长，六寸半。

（四）背腰部

膂骨以下至尾骶，二十一椎，三尺。

腰围，当脐一周，四尺二寸。

椎节长，一寸四分余。

（五）上肢

肩至肘，一尺七寸。

肘至腕，一尺二寸半。

腕至中指本节，四寸。

中指长，四寸半。

（六）下肢

横骨以下至股内辅上廉，一尺八寸。

髀枢以下至膝中，一尺九寸。

膝以下至外踝，一尺六寸。

内辅下廉至内踝，一尺三寸。

膝腘以下至足背，一尺六寸。

足面至地，三寸。

外踝至京骨，三寸。

京骨以下至地，一寸。

足长，一尺二寸。

足宽，四寸半。

三、孔穴度定法

（一）同身寸法

度定孔穴，今人恒以中指同身寸法一概混同，每因人瘦而指长，或人肥而指短，以致谬误，故必因形而定取之，方得其当。头必因于头，腹必因于腹，背必因于背，手足必因于手足，总其长短大小而折中取之，庶得谓之同身寸法。人体各部之尺寸，已在前条“人身骨度”说明，学者宜熟谙之，以备应用。

（二）中指同身寸法

1. 孙氏法　以患者之拇指，指关节上之横纹横径为一寸，以为度身孔穴之标准寸，此为孙思邈氏法。

2. 崔氏法　以患者中指两指节之横纹间距离为一寸，以为度周身孔穴之标准，其取寸法，男屈左手中指，女屈右手中指，取其在桡面之第二指节两端横纹间距离为一寸，此为崔知悌氏法。

按度量孔穴，宜遵古法之同身寸法，如于骨度未明之处，或于某部记忆不清之时，可用同中指寸法。近日人有用曲尺法，折合人体，度定尺寸者，然每因人体长短不同，肥瘦互异，不能以为标准，故未介绍。

四、取穴之方法

取穴之际，宜认清某穴属于何经，某病宜取何穴，令患者或坐，或卧，或侧卧，或伏。坐者背脊端直，两手着膝，足并微开，不偏不倚，端正坐之。卧者，手足并伸而平卧之。侧卧者则两足伸直，上足屈之，或两足皆屈之。伏者两手围着颈下平伏之。昔人虽谓“针一穴必取五穴，治一经必辨三经”，是恐经终不清，阴阳倒治，然亦不必泥此。盖人身寸寸是穴，前后左右取二三穴即可真切，以同身寸法，或以同中指寸法度之。且阳经穴眼多在骨侧陷处，按之酸麻为真，阴经穴眼按之多有动脉应手。如此取穴方可准确，治疗方可奏效也。

五、经穴学之意义

经穴学为研究针灸之基本学科，其与针灸治疗之关系，尤内科医生之对于药物然。盖内科不知药物，虽精于诊断，详乎疗法，亦无奈病何。针灸医不识经穴部位，虽巧于用针，善于施灸，亦不能治疗疾病也。

人身经穴，系由古代先民无意中之发觉，施术获救，经验渐多，各号以名，藉以识别，总称之曰孔穴。迨至后世，阴阳、五行、经络、营卫之说盛行，始有人将此多数之孔穴，配乎经络而统系之，始名之曰经穴。换言之，如执某经所属孔穴，以治某经所生之病，恰似后世谓某药入某经，执某经之药而治某经之病也。

往昔民智未启，受时代文化之限制，致使世代相承之体念医学，埋藏于阴阳五行玄说之内，不料后世过泥玄说，愈趋愈远，学者望洋兴叹，为师者复多自秘不传，以致在此以进化为常律之今日，以学术论之，治疗之效，今人反不如古人也。

由现代医学之生理学、解剖学观之，孔穴之局部解剖，以及施术时之生理作用，皆与神经血管有密切之关系，且与现代新医学理说明者，随时说明之，故在此经穴篇内，每一孔穴，均加以解剖之说明。

（原刊于《中国医药月刊》1940 年创刊号）

经脉孔穴

一、经脉之种别

据书云：经脉，有正经、奇经之别。正经有十二，分为手六经与足六经。手六经再分为手三阴经、手三阳经。足六经，亦分为足三阳经与足三阴经。手三阴者，手太阴肺经、手少阴心经、手厥阴心包络经是也。手三阳经者，手太阳小肠经、手阳明大肠经、手少阳三焦经是也。足三阴经者，足太阴脾经、足少阴肾经、足厥阴肝经是也。足三阳经者，足太阳膀胱经、足阳明胃经、足少阳胆经是也。奇经有八，曰：督脉经，任脉经，冲脉经，阳维脉经，阴维脉经，阳跷经，阴跷经是也。合计经脉共有二十种，就中十二正经与跷、维、冲、带，为有对，督任二经为无对。手三阳经从手至头，手三阴经从胸中至手，足三阳经从头至足，足三阴经从足至胸。

二、经脉之表里

十二经中凡阴经属脏，阳经属腑，阴阳脏腑各有相配，是曰表里。列表于下：

手太阴肺经　与手阳明大肠经相表里
手少阴心经　与手太阳小肠经相表里
手厥阴心包　与手少阳三焦经相表里
足太阴脾经　与足阳明胃经相表里
足少阴肾经　与足太阳膀胱经相表里
足厥阴肝经　与足少阳胆经相表里

三、奇经之起止

督脉：督者都也，以其为人体阳脉之总纲，从下极而起，沿脊柱，上行至巅，下额循鼻梁，经人中，终于上额两门齿间之齿龈。

任脉：任脉为阴脉之海，从会阴而起，出耻骨软骨联合面之正中，循前正中线而上行，过脐经胸骨、结喉、颐隆起、下唇，终于下额两门齿间之齿龈。

冲脉：冲脉为诸络之海，藏血最多，以其气能上冲，故名。从会阴而起斜外走前正中线之两旁各五分处之直线上，即沿耻骨联合面，上循腹直肌，至第七肋软骨附着部之下际，散于胸中而终。此经所过之地，即足少阴肾所过之地。

带脉：此经回腰一周，若束带然，故名。起于季胁，回腰一周，凡十二正经及奇经皆上下行，独带脉横行如带以束之。

阳维脉：起于诸阳之会，而维于阳，故名。从外踝而起，上行沿胁肋上肩后，行耳后，与阳经脉相会于项后而终。

阴维脉：起于诸阴之交，而维于阴，故名。从内踝而起，上行沿腹胸与任脉会于前颈部而终。

阳跷脉：从跟中而起，循外踝而上行，沿腹胸颈面，上巅下项后，与阳维相会而终。

阴跷脉：从跟中而起，循内踝而上行，经腹胸至咽喉，交贯冲脉而终。

四、各经孔穴之数

1. 手太阴肺经，左右各十一穴。
2. 手少阴心经，左右各九穴。
3. 手厥阴心包经，左右各九穴。
4. 手太阳小肠经，左右各十九穴。
5. 手阳明大肠经，左右各二十穴。
6. 手少阳三焦经，左右各二十三穴。
7. 足太阴脾经，左右各二十一穴。
8. 足少阴肾经，左右各二十七穴。
9. 足厥阴肝经，左右各十四穴。
10. 足太阳膀胱经，左右各六十三穴。
11. 足阳明胃经，左右各四十五穴。
12. 足少阳胆经，左右各四十三穴。
13. 督脉，单行，只二十八穴。
14. 任脉，单行，只二十四穴。

（原刊于《中国医药月刊》1940年第2期）

夭年与养生

人之夭年，《内经》概为百数。《素问·上古天真论》有“度百岁”，《灵枢·天年》说“人之寿百岁而死”，《灵枢·五阅五使》称

“寿中百岁”,即是明证。

人天年之寿,如何度过?《灵枢·天年》说:“人生十岁,五脏始定,血气已通,其气在下,故好走。二十岁,血气始盛,肌肉方长,故好趋。三十岁,五脏大定,肌肉坚固,血脉盛满,故好步。四十岁,五脏六腑十二经脉,皆大盛以平定,腠理始疏,荣华颓落,发颇斑白,平盛不摇,故好坐。五十岁,肝气始衰,肝叶始薄,胆汁始灭,目始不明。六十岁,心气始衰,苦忧悲,气血懈惰,故好卧。七十岁,脾气虚,皮肤枯。八十岁,肺气衰,魄离,故言善误。九十岁,肾气焦,四脏经脉空虚。百岁,五脏皆虚,神气皆去,形骸独居而终矣。”

“度百岁”,是人类的追求。如何才能安度百岁,《内经》提出了要养生。养生,首见于《素问·灵兰秘典论》,含有保养生命、却病延年的意思。《黄帝内经太素》称为“摄生”,《内经知要》又谓“道生”。《内经》全面总结了前人在养生学方面所积累的丰富经验,涉及养生的各个方面,其对养生学的研究有着光辉的成就。《黄帝内经素问》将专门论述养生的专篇《上古天真论》和《四气调神大论》列为全书之首,说明对养生的高度重视。《内经》涉及养生内容的篇幅很多,信手拈来比比皆是,如《保命全形论》、《天年》既是。《灵枢·天年》讨论寿夭说:“五脏坚固,血脉和调,肌肉解利,皮肤致密,营卫之行,不失其常,呼吸微徐,气以度行,六腑化谷,津液布扬,各如其常,故能长久。”养生,笔者以为应从几个方面入手。首先是“顺四时而适寒暑”。人生活在自然界,四时寒暑的变迁,对人体影响最大。人类养生长寿,必须了解自然界发展变化的规律,自觉地适应自然气候的变迁,春养生气,夏养长气,秋养收气,冬养藏气。其次是“调摄精神”。恬淡虚无,和喜怒,恬淡少欲,处世宽厚,多喜少怒,则精神愉快,活得轻松,有利于长寿,即必先治神。三是“食饮有节”。饮食是人获取营养的重要手段,亦即后天之本。饮食应有规律,有节制,有营养,讲卫生。四是“起居有常,不妄作劳”。起居有时,注意有充足的休息以恢复疲劳，适合的运动以活动筋骨，顺心的工作以融入社会，不劳作过度等。五是“上工治未病”。预防疾病，保护环境卫生，锻炼身体，避免传染病，注重身体健康。总之，使人体“形与神俱，而尽终其天年，度百岁乃去。”《灵枢·本藏》说：“人之血气精神者，所以奉生而周于性命者也。”精气神是人的生命之根本，是人体生理活动的物质基础，养生不可不谨养精气神。

精 气 神

一、神

神是人体的最高领导者，因为神舍于心，所以称心为君主之官。人体一切组织器官的活动都是在心的统一领导下进行分工合作的。《灵枢·邪气》说：“心者五脏六腑之大主也，精神之所舍也。”神的功能健全，则生理活动正常，身体健康；反之神的功能失常，则脏腑生理功能发生紊乱，引起疾病，甚或导致死亡。所以《灵兰秘典论》又说：“主明则下安，以此养生则寿，殁世不殆。……主不明则十二官危，使道闭塞而不通，形乃大伤，以此养生则殃。”这都说明神与五脏有密切的关系。《内经》把神的活动分为五种，即神、魂、魄、意、志，分属五脏。心藏神，肺藏魄，肝藏魂，脾藏意，肾藏志。进一步分析神的功能，魂与魄是什么？据《左传注疏》说：附形之灵为魄，附气之神为魂。附形之灵者，谓初生之时，耳目心识，手足运动，啼呼为声，此魄之灵也；附气之神者，谓精神性识渐有所知，此则附气之神也。把人的初生时的本能活动叫做魄，把以后逐渐发展起来的思想意识活动称为魂。由于肝藏魂，主高一级思想，谋虑活动，故有“将军之官”之称。肺藏魄,诸脏腑受其节制,故有“相傅之官”之称,列为更重要的地位。意与志又是什么?《灵枢·本神》说:“心有所忆谓之意,意之所存谓之志。”李念莪《内经知要》说:“心已起而未有定属者,意也;意已决而确然不变者,志也。”魂、魄、意、志都属于神的领导下,它们彼此间相互联系,构成精神活动的整体。所以张景岳说:“魂魄意志,以及意志思虑之类皆神也。全言之则神藏于心,则情志之情惟心所统,是为吾心之全意也”,就是这个意思。

《内经》把人体的精神活动和对外界的刺激的不同反应,称五志,即喜、怒、忧、思、恐,也把它们分属于五脏,肝在志为怒,心在志为喜,脾在志为思,肺在志为忧,肾在志为恐。五志的产生在正常的范围内属于生理常态,不然的话就成为病态了,超过一定的范围则足以伤神而导致病变。所以《素问·阴阳应象大论》说:怒伤肝,喜伤心,思伤脾,忧伤肺,恐伤肾。《素问·举痛论》也说:“怒则气上,喜则气缓,悲则气消,恐则气下,……思则气结。”这样就要引起五脏不同的症状。所以《灵枢·口问》说:“故悲哀愁忧则心动,心动则五脏六腑皆摇。”因此在生活当中,首先要求全神,维持五神的平衡与协调,这样不但会劳形而不倦,心安而不惧,更能使人精神专直,魂魄不散,悔怒不起,五脏不受邪矣。

神的生成,一来源于先天的肾气,随着父精母血的媾和、胚胎的形成、生命的产生而形成。《灵枢·本神》说:“故生之来谓之精,两精相搏谓之神。”人生始终全赖水谷精气的培养,不但在胚胎阶段要藉父母得到水谷精气的培养,出生后由母乳及自身气化所来的水谷之精的培养,就是父母的肾气也要水谷精气的培养。因此,神不能离开形体而独立存在。它的功能也必须在形体健康的情况下才能正常进行活动。所以古人有“形存则神存,形谢则神灭”和“形者神之质,神者形之用”之说,也就包含这个意思。

《素问·五运行大论》说:“神在天为风,在地为木,在体为筋,在气为柔,在脏为肝。其性为暄,其德为和,其用为动,其色为苍,其化为荣,其虫毛,其政为散,其令宣发……。其在天为热,在地为火,在体为脉,在气为息,在脏为心。其性为暑,其德为显,其用为躁,其色为赤,其化为茂,其虫羽,其政为明,其令郁蒸……。其在天为湿,在地为土,在体为肉,在气为充,在脏为脾。其性为静兼,其德为濡,其用为化,其色为黄,其化为盈,其虫倮,其政为谧,其令云雨……。其在天为燥,在地为金,在体为皮毛,在气为成,在脏为肺。其性为凉,其德为清,其用为固,其色为白,其化为敛,其虫介,其政为劲,其令雾露……。其在天为寒,在地为水,在体为骨,在气为坚,在脏为肾。其性为凛,其德为寒,其用为藏,其色为黑,其化为肃,其虫鳞,其政为静”。从这一段论述可以看出,自然界中风、热、湿、燥、寒等气候的正常变化,木、火、土、金、水等物质的正常作用,人体中的肝、心、脾、肺、肾五脏的正常功能,都可以叫做神;明确地指出,神是指自然界中万事万物包括人体在内的一切正常变化所表现于外的各种作用和征象。

二、气

气的含义有二:一是指人体各器官的活动能力;一是指营养人体的精微物质。前者又称为五脏之气,与神的活动,特别是魄的活动有关,其中的肾气则来自先天,所以又叫做先天之气。后者乃指水谷的精微和来自外界的大气(天气),是由肺和脾来完成的,叫做后天之气,先天和后天之气又合称真气。《灵枢·刺节真邪》说:“真气者,所受于天,与谷气并而充身者也。”真气充沛则五脏之气盛,人体才能健康,气衰则为疾病,甚至导致死亡。正如《难经·八难》所说:“气者,人之根本也”,说明了气在人体的重要性。先天之气发源于丹田,为脐下肾间动气,后天之气为呼吸之气。《入药镜》说:“先天气,后天气,得之者,常如醉。”气在人身是时刻运行着的,无处不到的,内养脏腑,外润肌腠。《灵枢·脉度》说:“气之不得无行也,如水之流,如日月之行不休,故阴脉荣其脏,阳脉荣其腑,如环之无端,莫知其纪,终而复始。其流溢之气,内溉脏腑,外濡腠理。”这是说人体的各器官,时时都需要气来荣养的。气的概念是比较广泛的,要之,可分为“宗气”、“营气”和“卫气”三种。

宗气积于胸中,来自水谷精微,又靠肺的呼吸作用,与外界的大气结合而成,下贯心脉,以促进营气的运行。《灵枢·刺节真邪》说:“宗气留于海,其下者注于气街,其上者走于息道。”如果宗气不下,则脉中之血将凝而留止。

营气行于胸中,流溢于内,营养脏腑,布散于外,润泽筋骨皮毛。《灵枢·邪客》说:“营气者,泌其津液,注之于脉,化以为血,以营四末,内注五脏六腑。”

卫气不受脉道的约束,散于胸腹之内,肌肉之间,除温养分肉、充实皮肤、滋养腠理外,还司腠理的开合,而且又有保卫肌肤、抗拒外邪的功用。卫气也来自水谷,是一种比营气浊而慓急滑利的精微物质。

气也是培养神的重要物质。《素问·六节藏象论》说:“五味入口,藏于肠胃,味有所藏,以养五气,气和而生,津液相成,神乃自生。”甚至说,水谷之精气就是神,《素问·平人绝谷》说:“神者,水谷之精气也。”可见神与气的关系极为密切。

气对于精来说,也是很重要的,因为水谷之精,也就是后天之精靠气来生化,先天之精,也靠气来补充。《素问·上古天真论》说:“肾者主水,受五脏六腑之精而藏之,故五脏盛乃能泻。”

肺虽主气,但营养全身的水谷精微要靠脾来摄取,所以脾又有后天之本之称。如李念莪所说:“气属阳,虽肺所主,实脾之饮食所化也,土者后天之本也。”

三、精

精是构成身形与营养人体的物质，内容包括精、血、津、液四个方面。精是与生俱来的。《灵枢·决气》说："两精相搏，合而成形，常先身生，是谓精。"精是先天而有的，人即由此精而成，所以叫做先天之精。然先天之精，必赖饮食水谷的营养，始能滋生，所以《内经》把来自饮食的营养物质也称为精，叫做后天之精。后天之精包括着：

1. 血　血是水谷精华通过气化作用而生成的一种赤色的物质，循行于经隧，奉养全身。《灵枢·营卫生会》说："中焦亦并胃中，出上焦之后，此所受气者，泌糟粕，蒸津液，化其精微，上注于肺脉，乃化而为血，以奉生身，莫贵于此，故独得行于经隧，命曰营气。"

2. 津　津是人体体液之一，也来源于饮食，充润于皮肤、肌肉之间。《灵枢·五癃津液别》说："水谷皆入于口，其味有五，各注其海，津液各走其道。故三焦出气，以温养肌肉，充皮肤，为其津。"

3. 液　液也是由水谷化生，故《灵枢·决气》说："谷入气满，淖泽注于骨，骨属屈伸，泄泽，补益脑髓，皮肤润泽，是谓液。"

后天之精，奉养人体，或谓为五脏之精。先天之精当有生命，有生殖和发育能力，《内经》把它叫做天癸。《素问·上古天真论》说："女子……二七而天癸至，任脉通，太冲脉盛，月事以时下，故有子……七七任脉虚，太冲脉衰少，天癸竭……丈夫……二八肾气盛，天癸至，精气溢泻，阴阳合，故有子……七八肝气衰，筋不能动，天癸竭，精少。"所称天癸，因精为天一所生之癸水，癸水之精不仅具有生殖和生长发育的能力，而且能抵抗不良因素的刺激而免于疾病。《素问·金匮真言论》说："夫精者，身之本也。故藏于精者，春不病温。"

精是真阴，是人身元气之基本物质，所以又叫做元阴，人能使真阴内藏,不虞匮乏,使阳不妄升。精足则身体矫健。若元阴虚损,使元阳的物质基础发生动摇,因而相火妄动,命火式微。

精属水,肾主之,肾藏元阴、元阳,元阴即精,元阳又称命火,为生发五脏之气的源动力,人非此火,不能生养命根。赵养葵说:"肾无此火,无以作强而技巧不出矣。膀胱无此火,则三焦之气不化,水道不行矣。脾胃无此火,则不能蒸腐水谷而五味不出矣。"但此水中之火,相依而不能相离,一旦肾水匮乏,而相火即将亢烈而为害。此正说明人体阴精内藏的重要性。

精的生成:《类经》说:"夫阴阳二气,各有其精。所谓精者,天之一、地之六也。天以一生水,地以六成之,而为五行之最先。故万物初生,其来皆水,如果核未实犹如水也,胎卵未成犹水也,即凡人之有生以及昆虫草木无不皆然。《易》曰:男女媾精,万物化生。此之谓也。"《灵枢·决气》说:"两神相搏,合而成形,常先身生,是谓精。"又《灵枢·本神》说:"生之来谓之精。"

血的生成:血是从中焦产生的。《灵枢·决气》说:"中焦受气取汁,变化而赤,是谓血。"血是怎样从中焦变化来的?《灵枢·营卫生会》说:"中焦亦并胃中,出上焦之后,此所受气者,泌糟粕,蒸津液,化其精微,上注于肺脉,乃化而为血,以奉生身,莫贵于此,故独得行于经隧,命曰营气。"以上也就是说中焦吸收了饮食物的精微,通过气化作用,成为营气,营气所泌的津液注于肺脉中,就成了血液。

津的生成:《灵枢·五癃津液别》说:"水谷皆入于口……津液独走其道。故三焦出气,以温养肌肉,充皮肤,为其津。"《灵枢·决气》也说:"腠理发泄,汗出溱溱,是谓津。"说明汗是津液所化,津是汗的源泉。

液的来源:《灵枢·决气》说:"谷入气满,淖泽注于骨,骨属屈伸，泄泽，补益脑髓，皮肤润泽，是谓液。”液随血液循流于经脉之间，能输注于筋骨关节等处，补益脑髓；如流行于体表，也可以润泽皮肤。

四、精气神是生命之本

精气神是人的生命之根本，是人体生理活动的物质基础，它的产生则又是呼吸、消化、循环以及生殖、泌尿和内分泌等系统的生理活动的结果。人体的衰老和疾病的发生，也主要是由于它们三者发生衰变，七情可以伤神，六淫、饮食、劳逸的失度可以伤气，房劳可以伤精。因此保持精气神的健全，也就成了人们防病保健和却病延年的关键。古人以简驭繁，创造出了精气神的理论，使人们在生活中随时重视它们、保护它们、培养它们。古代修神仙术者重于练神，习武术者重于练气，而房中术重于保精，实际都是全面保养精气神的。精气神在功用上各有不同，而实际是一个不可分割的整体，它们之间是相辅相成的、互有促进的，故曰“积神可以生气，积气可以生精”。又说“练精可以化气，练气可以化神”。《内经知要》说：“盖神为精宰，精为神用，神中有精，精中亦有神也。”精气神存则俱存，亡则俱亡。《内经》有“精脱者死”，“气脱者死”，“失神者死”，进一步说明了精气神是人生命存亡的关键。

气功包括练气和练意两部分。呼吸精气即是练气，守神即是练意。练气能够吐故纳新，活跃气的运化，气充自然神旺，意守则精神内守，《内经》说：“精神内守，病安从来。”练气与练意密切相关，以意领气，气与意合，积气可以生精，练气可以化神，练意所以守神，积神可以生气，进而达到练精化气。神为主导，精为基础，气为变化，治神以达到治疗保健的目的。

人体气的化生简图

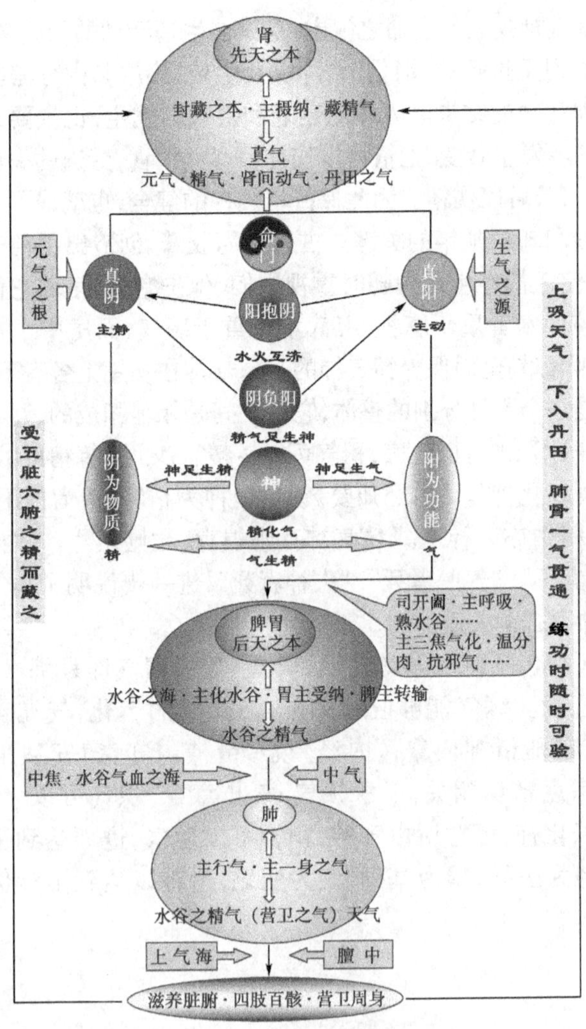
肾
先天之本
封藏之本·主摄纳·藏精气
真气
元气·精气·肾间动气·丹田之气
命门
元气之根
真阴
主静
阳抱阴
真阳
主动
生气之源
水火互济
阴负阳
精气足生神
神足生精
神
神足生气
阴为物质
精
阳为功能
气
精化气
气生精
受五脏六腑之精而藏之
上吸天气 下入丹田 肺肾一气贯通 练功时随时可验
司开阖·主呼吸·熟水谷……
主三焦气化·温分肉·抗邪气……
脾胃
后天之本
水谷之海·主化水谷·胃主受纳·脾主转输
水谷之精气
中焦·水谷气血之海
中气
肺
主行气·主一身之气
水谷之精气（营卫之气）天气
上气海
膻中
滋养脏腑·四肢百骸·营卫周身

气功机制设想图

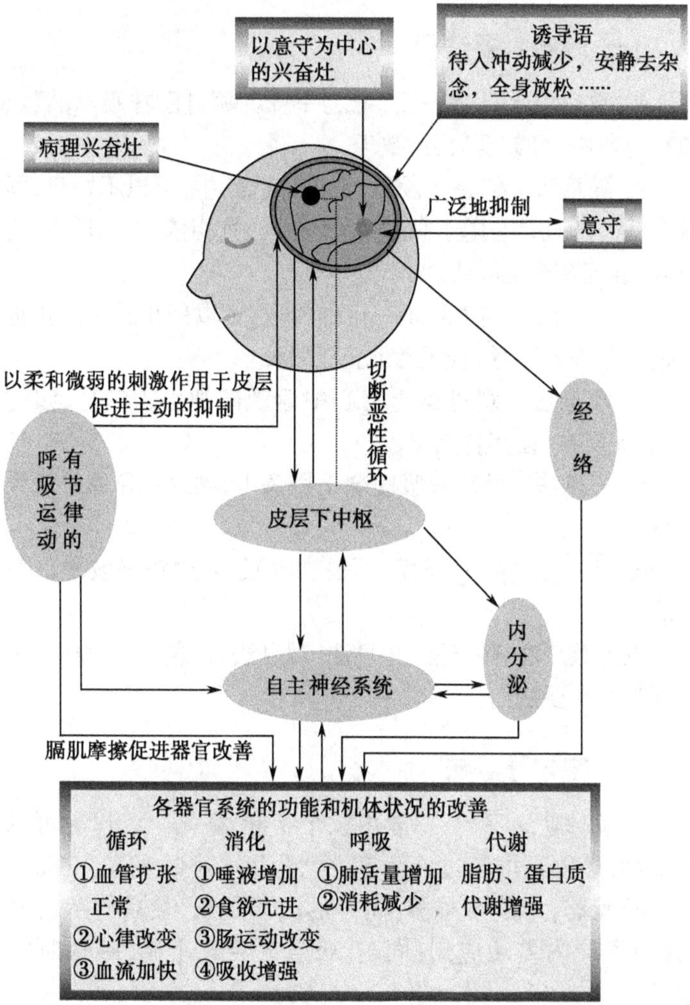

以意守为中心的兴奋灶

诱导语
待人冲动减少，安静去杂念，全身放松……

病理兴奋灶

广泛地抑制

意守

以柔和微弱的刺激作用于皮层促进主动的抑制

切断恶性循环

有节律的呼吸运动

经络

皮层下中枢

内分泌

自主神经系统

膈肌摩擦促进器官改善

各器官系统的功能和机体状况的改善

循环	消化	呼吸	代谢
①血管扩张正常	①唾液增加	①肺活量增加	脂肪、蛋白质代谢增强
②心律改变	②食欲亢进	②消耗减少	
③血流加快	③肠运动改变		
	④吸收增强		

气功的呼吸

一、呼吸六要法门

1. 数息法　一呼一吸，谓之一息。随自已呼吸默然数息，使精神集中，可数至数百、数千。

2. 随息法　数息一段后，精神已能集中，可以不数息，而用随息法。随息是心随于息，息随于心，心息相依，与息俱出，与息俱入，绵绵密密地呼吸。

3. 止息法　随息到了一定的阶段，可以用止息法。止息法是把一个心若有意、若无意地止于丹田。

4. 观息法　观息是于定心中返观微细出入的息，如空中风，了无实在，任其自然出入。

5. 还息法　此时呼吸完全不用意识，到返本还原的境界叫还息。

6. 静息法　一心清净，不去观呼吸，入于浪静波平之态时叫静息。

以上数息法、随息法、止息法、观息法、还息法、静息法，是气功呼吸之六要法门。

二、字句呼吸法

呼吸时默念字句，一般由三个字起，根据个人情况可以逐渐增加，最多不可超过九个字。默念第一字时吸气，中间字成闭呼吸状态，中间字越多，闭停的时间越长，最后一字将气呼出（刘贵珍内养功应用：同时，吸气时舌顶上腭，呼气时则舌放平）。

三、刘氏强壮功

1. 逆呼吸法　吸气时胸部膨胀，下腹收缩；呼气时小腹膨胀，胸部收缩，意识微微注意下腹。岗田氏逆呼吸法还主张呼气时延长，吸气时缩短。

2. 静呼吸法　用鼻自然呼吸，一呼一吸不必介意，使呼吸和缓自然，做到悠匀细缓，舌尖顶上腭。

3. 深呼吸法　呼吸时要逐渐做到静细深长，初学时可自然呼吸慢慢锻炼、加深，久之达到自己不能闻到呼吸声为度，呼与吸之间时间相等，呼吸之间不间断。

四、调息有四相

1. 风　呼吸出入有声者，风也，守风则散。

2. 喘　呼吸虽无声而鼻中滞涩者，喘也，守喘则结。

3. 气　不声不滞而往来有形者，气也，守气则劳。

4. 息　不声不滞，出入绵绵，若存若亡，是息相也，息调则心定，真气往来，自能夺天地造化，息息归根，命之蒂也。

第 4 种呼吸才是调和的呼吸。

五、潜呼吸

仰卧或正坐，心息相依，缓缓呼，慢慢吸，做到悠匀细缓，不可用力，平常呼吸每次 500ml 空气，深呼吸时可增加 1.2 倍，初习时如平常呼吸即可，以后再视情况而增加。

郭沫若则主张："吸长而缓，呼短而促，宜行于不经意之间，体直头正，含胸凹腹。""全身放松，力点注集于脐下。"此法近似静呼吸法。

王龙溪调息法："数息是着意的，调息是随意的。"

《读医随笔》："人病虚痨，真气不布于周身，若阴气先伤，则吸力先微，内不能至肾，至肝而还，若阳气先伤，则呼力先微，外不能至肺,至心而还。”

“鼻息一呼而周身八万四千毛孔皆为之一张,一吸而周身八万四千毛孔皆为之一合。”

《周慎斋遗书·阴阳脏腑篇》曰:“人之生死关乎气,气纳则为贵。”

曹炳章补充说:“人终日将气沉至丹田,不令走散,久久行之,自然强健,特人多疏懒,不肯行耳。”

六、呼吸与升降

张锡纯《医学衷中参西录·第三期·治梦遗运气法》:“以自己的意识,默运吸入的气,从胸部腹部缓缓下降,然后又缓缓呼气外出,仍以意识迎接从腹部胸部缓缓上行,还鼻呼出。呼吸一次使气升降一次,取呼吸之气与体内升降之气相结合。”

七、静观内养法

此法初见于《鸡峰普济方》,详于《文堂集验方》,都着重于“安神静坐,物我相忘,心息相依,呼吸自然”十六字。此后的静坐法与静息法都不外此原则。

八、九种息法

①鼻呼鼻吸;②鼻吸口呼;③口呼鼻吸;④口呼口吸;⑤单呼不吸;⑥单吸不呼;⑦不呼不吸;⑧脐呼吸;⑨呼吸无碍。

呼吸时注意,如庄子说:“绵绵若存,用之不勤。”又如老子所说:“吐惟细细,纳惟绵绵。”这样才是真正的息,再练息时一定要自然,不要用意识去管它,日久自然达到,因此有十六字诀:“安神静坐,物我相忘,心息相依,呼吸自然。”就是这个道理和原则。

练 气 功

一、对练气功者的要求

苏子瞻《养生颂》:“已饥方食,未饱先止,散步逍遥,务令腹空。当腹空时,即便入室,不拘昼夜,坐卧自便,惟在摄身。使如木偶,常自念言,我今此身,如少动摇,如毫发许,便入地狱。如商君法,如孙武令,事在必行,有死无犯。又用佛语及老聃语,视鼻端,自数出入息,绵绵若存,用之不勤。数至数百,此心寂然,此身兀然,与虚空等,不须药制,自然不动,数至数千,或不能数。则有一法,强名曰随,与息俱出,复与俱入,随之不已,一旦自往,不出不入,忽觉此息从毛窍中,八万四千,云蒸雨散,无始以来,诸病自除,诸障自灭,自然明悟。譬如盲人忽然有眼,此时何用求人指路。”

然吾有大患,平生发此志愿百十回矣,皆缪悠无成,意此道非捐躯以赴之,刳心以受之,尽命以守之,不能成也。

二、气功的种类

动功:有内功拳如太极拳、形意拳、八卦拳、五禽戏、八段锦、易筋经等。

静功:有气功、柔法、桩法、服气、吐纳等。

三、气功的姿势

(一) 内养功

分卧式、坐式、壮式。

卧式:侧卧,下面的手置放枕上,手心向上,上面的手置髋关节上，下腿伸直，上腿弯曲置下腿上。

坐式：与一般同，两腿放平。

壮式：即仰卧式，头部垫高25cm，肩下垫高5cm。

(二) 强壮功

分单盘膝、双盘膝、自然盘膝。

四、练功的感觉与发动

练静坐功到有知觉时，真气发动后，窍息亦随之而发动，人到胎息真动的时候，一身酥软如绵，美快无比。胎息冲融，真气从之，流行于一身上下，油然而上腾，勃然而下降，其气息熏蒸，有如春暖天气熟睡方醒，其四肢之畅快恬适，真有难以语言形容者。到此地步，清气上升于大脑泥丸宫内，恍觉一股清灵之气直冲祖窍，耳目口鼻亦觉大放光明，迥不同于平时。正如邵康节所说"天根月窟闲来往，三十六宫都是春"一样的光景。此中妙味，非有实践功夫、过来人、确有经验者，不能知之。

胎息发动之后，任督二脉即可贯通。任督将通之时，心能定，神能守，不矜夸，不畏惧，即能有成。因真气第一次过尾闾关，有如针刺而极疼痛，乃必有的证验。如无此种疼痛景象，即为任督尚未贯通的表现。任督贯通以后，真气即由丹田至于尾骶，由尾骶而复上升至于脊府、玉枕以通泥丸，由泥丸复归真窍下降鹊桥送还丹田，循环不已。一身百节息息相通，通上通下、上充下贯的时候，丹田恬适，自不难达于运息，一运一息，一息一运，循环周转而炁气生化无穷，气平炁充而身心常在太和元气之中，未有不常保青春而健康自在的。

五、意守入静

心调神凝，五脏神安，五志舒和。

心无喜，则心神安，心为君主之官，主神明，主明则下安。心无怒，则肝魂定，肝为将军之官，谋虑出焉，有利于谋虑。心无忧，则肺魄充，肺为相傅之官，治节出焉，有利于治节。心无思，则脾意舒，脾胃为仓廪之官，主运化，有利于运化。心无恐，则肾气和，肾为作强之官，技巧出焉，有利于技巧。

肝气舒和，无横逆之患。肝气舒和，风木疏达，疏泄正常。肝气舒和，肝能藏血，肝魂守舍。肝气舒和，胆能决断。

肺司呼吸，主一身之气，为生气之源。肺气和，则诸气皆和。肺气和，肺朝百脉，气为血帅，气血和调。肺气和，肺气通调下降，腑气以通。肺气和，肺主皮毛，宣散温煦，以司开合。

脾胃为后天之本。脾气和，气机升降，运化健旺。脾气和，土生万物，营卫、气血、精神化源不绝，五脏六腑、四肢百骸得养。脾气和，则统摄有权。

肾气和，天地之精气化生，肾的元阳之气充、元阴之精盛。肾气和，元阳之火盛，脾能健运（火生土），助膀胱气化。肾气和，元阴之水足，水火既济，心肾相交，助肝阴以制肝阳。肾气和，主骨，生髓，充脑，则轻劲多力。肾气和，肾精充，阴阳合，则能有子。

入静的感觉：身体松弛安静；呼吸细缓柔和；耳不欲闻，目不欲视，口不欲言；如醉如痴，风平浪静。

站桩功健身却病延年

气功能调整人体脏腑的功能，发挥人体的潜能，治神以达到祛病延年的目的。人的精神活动在心，能源动力在肾，益气需要健脾，温阳需要补肾。阴平阳秘，精神乃治。治病要治神，养病需养神。长期坚持，使精气神旺盛，达到祛病的目的。笔者坚持做站桩功已达 30 余年，每天做功 3 次，每次 30~40 分钟。有时正站桩，学生们来了，就说："我正站着呢，你们那边屋子坐一会儿。" 等站完了，再和他们说话。笔者从 1965 年患高血压等多种疾病，血压最高达到255/155mmHg，能活到90岁，应该说得益于站桩功。做功后周身舒适，头清目明，思维敏捷，精力充沛。

调气积精全神的功效，对于治疗疑难病证以及积年沉疴，大有裨益。沉疴大症，发病日久，病情深重，多损伤人的精气神。站桩功调气积精全神，使精气神得到补益，精神专一宁静，气盛、精充、神复，沉疴大症可起。病情重，病程久，故站桩功贵在坚持。笔者治疗疑难病，在药物治疗的基础上，每嘱病人在身体许可的情况下，坚持做站桩功，以提高疗效。并授病人以练功要领，亲自示范，带着病人一起站桩。

站桩功要领如下：两腿分开，与肩平，稍曲膝，双手自然抱球，置于胸前，舌尖抵上腭，双目平视微闭。排除杂念，意守丹田。用鼻呼吸，吸气要深至丹田，呼气则要缓，吸气与呼气时间之比为1∶3，反复练习，慢慢可增加到1∶6至1∶9。每次坚持10~30分钟，日2~3次。做功时间长短随宜，循序渐进。

病案选录

［**病例一**］

冷某，男，58岁，干部，于1994年6月10日初诊。

病人进行性双下肢痿软无力6年，不能独立行走，握物困难半年。

患者6年前发现双下肢沉重，痿软，行走困难，伴发眩晕，逐渐加重，晕厥数次。当地医院诊断为“腰椎骨质增生，晕厥待查”。用中西药物治疗未效。半年前无明显诱因，双下肢肌肤感觉消失，不能行走，眩晕猝然频繁发作，双上肢中指至小指麻木，当地医院治疗未效，来北京诊治，某医院诊断为“混合型颈椎病”，拟行手术治疗。患者不愿手术，到笔者处医治。患者双下肢肌肤感觉消失，由他人搀扶方可站立，不能行走，肌肉瘦削，双手微颤，握力明显减退，尤握轻小物品困难，第3、4、5手指麻木，伴神疲乏力，腰酸肢冷，眩晕耳鸣，纳呆腹胀，大便溏软，五更泄泻已有数年，舌质淡苔白，脉沉迟而弱。诊断：痿证。证属脾肾虚寒，阳明亏虚，宗筋弛纵。治宜温补脾肾，健脾助运，以裕化源，涩肠止泻，强筋壮骨。方用四神丸合附子理中汤加减化裁。

处方：补骨脂6g，诃子肉10g，附片6g，五味子10g，党参10g，生黄芪15g，苍白术各10g，姜炭10g，杜仲10g，川断10g，桑寄生15g，甘草6g。4剂，水煎服，日1剂。

同时，指导患者以气功配合治疗，每日做站桩功2次（早6点，晚9点，各1次），每次30分钟。初做时四肢无力，下肢颤抖，站立不稳，需人搀扶。第3天能自行站立，并觉舒适。

二诊：患者自觉肢体较前略有力，神疲乏力、腰酸、肢冷明显减轻，食欲大增，便仍溏软，晨起即泄，舌苔白略厚，脉沉细而弱。原方加强健脾和胃之力。原方加藿香10g，佩兰10g，紫苏叶10g，陈皮10g。

三诊：服药7剂，可以自行下蹲活动，自己站起，手指麻木消失，下肢肌肤感觉恢复，握力恢复，大便明显好转，脉较前有力。原方加神曲10g，14剂。

四诊：1994年7月5日，做气功第4周，患者行走自如，可扶把手上下楼梯，下肢肌肉较前稍丰满，手颤消失，惟时作耳鸣，双目干涩，大便成形。原方去诃子肉、附片；加大熟地10g，山药10g，山萸肉10g，茯苓10g，泽泻10g，滋养肾阴；加磁石30g，蝉蜕6g，通窍。7剂。

五诊：耳鸣、目涩已除，行走自如。嘱其坚持气功锻炼，并辅以健脾和胃补肾中药，以巩固疗效。中药、气功配合治疗1个多月，患者康复，追访1年未复发。

［**病例二**］

赵某，女性，85岁，1994年3月诊治。

近3年来常感心悸不适,以至卧床不起3个月。

体弱多病,曾因坏死性肠炎、胆结石做过手术。经24小时动态心电图检查示:心律失常,频发室性早搏,二联律,伴Ⅱ°房室传导阻滞。诊为"冠心病"。

经笔者用桂枝汤合当归补血汤加减,配合站桩功气功治疗,病情明显好转,心律齐,可下地活动。

[**病例三**]

董某,男性,25岁。

因鼻咽癌,住某医院,放疗2月。出院时,双下肢明显无力,经常头昏,甚感疲惫,因唾液腺破坏而说话困难,饮水多到手不离水杯,胃痛。胃镜示:"溃疡性胃出血"。慕名就诊于笔者。遂以气功疗法为主,兼服中药。

2~3天后,双下肢无力症状完全消失,接着头昏亦消失。2个月后,说话困难,饮水多基本消除,胃痛很快消失,复查胃镜:未见溃疡出血。4个月后,能正常上班,精力充沛,胜任工作。追访5年,未见复发。

[**按语**]《内经》"治痿独取阳明",为后世治痿之大法。例一痿证,西医诊为混合型颈椎病,非手术不能治。然肢体痿软,足不能举步,手不能握主症之外,笔者特别注重其"腹胀便溏"。病人久泻失治,阳明亏虚,则气血化源不足,宗筋失其濡养而弛纵,带脉不行,手足痿废而不用,这是病之根本所在,故必治从阳明。而久泻皆由命门火衰,又不能专责脾胃,故取温补肾脾为法。

本组例一为痿证,例二是冠心病、严重心律失常,例三系鼻咽癌放疗后,均属于疑难病证,治疗取效不易。做气功,对于治疗疑难病证,以及积年沉疴,大有裨益。沉疴大症,发病日久,病情深重,多损伤人的根本。气功调气积精全神,使精气神得到补益,或再配合中药治疗,每有神效。

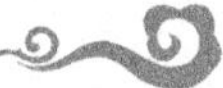

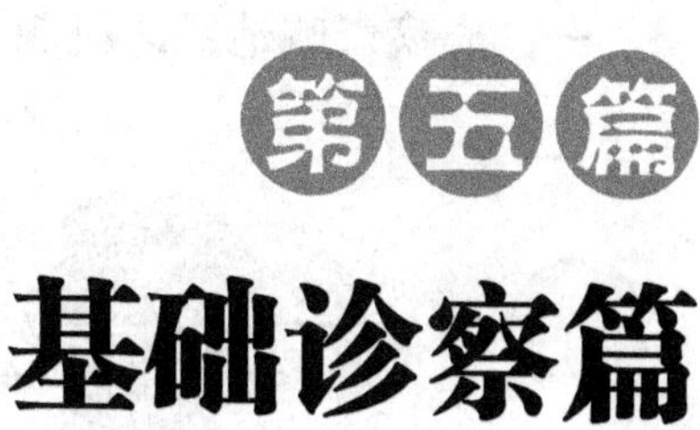

第五篇 基础诊察篇

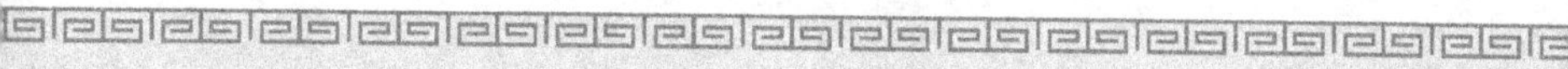

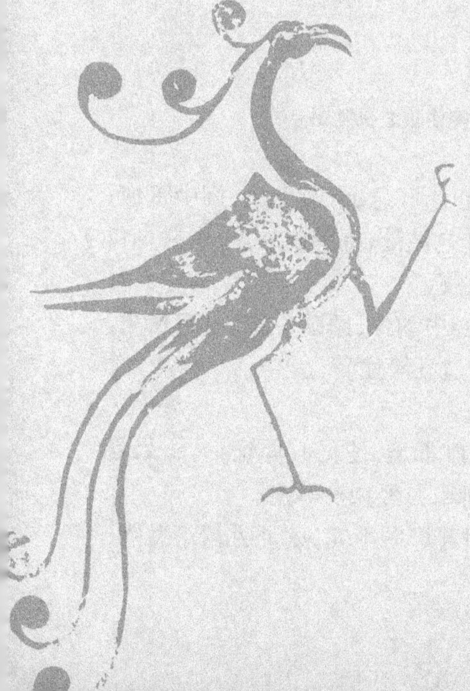

心脏基础

一、心病影响他脏之机制

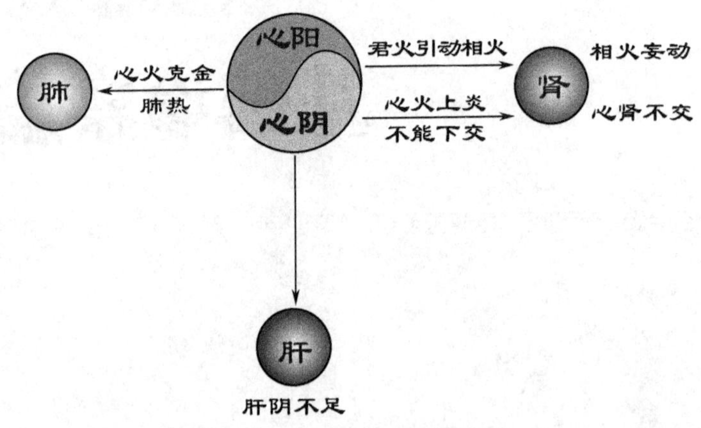

图 5-1　心病影响他脏之机制图

1. 心病及肺,心火克金　心悸气急,干咳少痰,痰中带血,舌红,脉数。若心火进而耗灼肺之津液,则肺阴亦虚,可并见口干潮热,烦热,舌光剥而红,脉细数。

2. 心病及肾,心肾不交　心中动悸,睡眠不安,日有所思,夜有所梦,出现举阳、遗精、性欲过旺等症。

3. 心病及肝

(1) 肝藏血,心营过耗,肝血不足,证见心悸怔忡,头晕目花,面色无华,肢端麻木,筋惕肉瞤,月经减少等症。

(2) 心阴虚耗损少,还会引起肝阳上亢,则证见情绪急躁,心悸头眩，心火不安，夜寐多梦，惊悸，便秘，舌红等症。

二、心与小肠的生理和病理

1. 心的生理

（1）心为君主之官，主神明；《内经》曰：“心者，五脏六腑之大主也，精神之所舍也。”又曰“心藏神”，心“在志为喜。”

（2）心主血脉，心生血，其华在面，其充在血脉。

（3）心开窍于舌。

（4）汗为心之液。

（5）心居于胸中。

（6）心与小肠相表里。

2. 小肠的生理

（1）分清浊。小肠者，受盛之官，化物出焉。

（2）主小便。

3. 心的病理

（1）心病则出现精神神经症状的神情恍惚，失眠健忘，惊悸烦躁，神昏谵语，癫狂喜笑不休等。

（2）失血过多致心阴虚，其表现为面色不华，健忘心悸，失眠等。

（3）心热则舌尖红，碎痛，木舌。

（4）汗出过多，可导致心液受损而心阴不足，则又可致盗汗。

（5）心烦，心痛。

（6）心移热于小肠，尿短赤。

4. 小肠的病理

（1）小肠病可出现腹痛腹泻。

（2）小肠热时见尿短赤、尿血。

三、心病主要证候

心病主要症状：心悸惊惕，神昏譫语，舌肿舌木，出汗，失眠，胸闷痛，心下暴痛，健忘善忧，或喜笑不休。

心阴虚，心血虚：症见面色苍白无华，健忘少寐，多梦易醒，心悸，舌质淡白，少苔，脉细弱。若阴虚而兼有内热时，则更可表现为颜面潮红，五心烦热，盗汗，舌质光红，脉细数等症。

心阳虚，心气虚：症见心悸气短，虚弱乏力，畏寒自汗，健忘，嗜睡，但睡而易醒，舌淡白，脉虚细而数。

心火亢盛（心热）：症见心悸不寐，烦热口干，舌尖糜破疼痛，小便黄赤，舌红，脉数。若影响神志时，可表现神昏谵语，癫狂烦躁，弃衣谩骂。

痰迷心窍：症见晕仆昏迷，不省人事，或如醉如痴，哭笑无常，舌苔白腻或黄腻，脉滑数。

心神不宁：症见心胆惧怯，遇事易惊，夜寐多梦，易于惊醒。

心痛（真心痛）：症见心前区疼痛，痛势剧烈，称为真心痛。而古书所载之虫痛、食痛等心痛，则包括在今之所谓胃脘痛，当加以鉴别。

肝脏基础

一、肝病影响他脏之机制

1. 肝病及心

（1）肝木为母，心火为子，母病及子。肝中相火偏旺，则心火亦亢，临床除见喜怒，面红，目赤，头痛，头晕等肝火症状外，更见睡眠不宁，心悸多梦，舌尖微红，脉细弦数。

（2）肝阴不足，母病及子，引起心阴亦虚，证见心悸不寐，头晕目眩，舌光红，脉细数。

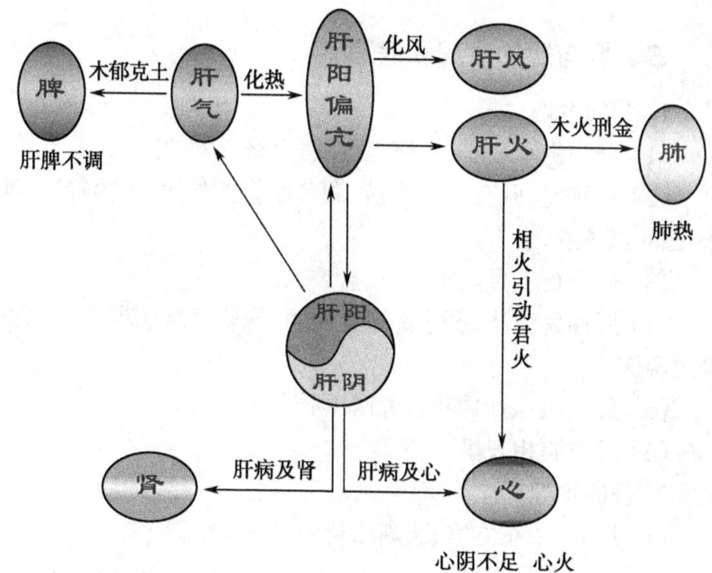

图 5-2 肝病影响他脏之机制图

2. 肝病及脾

(1) 肝气郁结,横逆脾土,证见胸胁胀痛,大便溏薄,食入之后痞满不适,或胸腹胀大,此即临床所称之肝脾不调,或木郁克土。

(2) 肝气郁结,横逆犯胃,证见胁胀脘痛,呕吐酸水,纳少饱闷,嗳气则舒等症,亦为木郁克土之象,因脾胃均属土脏。

3. 肝病及肺　肝火过亢,反克肺金,称为木火刑金,证见咳嗽气促,咯痰不爽,咳时牵及胸胁作痛,甚至喘促,痰中带血。

4. 肝病及肾　肾水能涵肝木,为母子关系,若肝阴不足,则子盗母气,可引起肾阴亦亏,证见头晕目眩,腰酸耳鸣,腿软遗精,舌光红,脉弦细数等。

二、肝与胆的生理和病理

1. 肝的生理

(1) 肝为将军之官,主谋虑,在志为怒,怒伤肝。

(2) 肝藏血,肝有储藏血液、调节血量的作用。《内经》:"其华在爪,其充在筋。"

(3) 肝开窍于目。

(4) 肝性喜疏泄,肝之部位在两胁,厥阴经绕阴器而上循于身之两侧。

(5) 肝主风,诸风掉眩,皆属于肝。

(6) 肝与胆相表里。

2. 胆的生理

(1) 胆者,中正之官,决断出焉。

(2) 胆火依附于肝。

3. 肝的病理

(1) 肝过刚则易侵犯他脏,肝之有余,则易怒、头晕,在不足时胆小惊恐。

(2) 肝藏血的功能失常时,如大怒后,血妄行而咯血,肝血不足时,有眼干目花,头眩目黑,拘急,角弓反张,月经不调,爪青或干枯。

(3) 肝火上升,目赤肿痛,血不养肝,目糊不清。热则舌尖红,碎痛,木舌。

(4) 肝不疏泄时,则发两胁痛,小腹痛,阴痛,乳房疾患,舌卷囊缩,咽痛。

(5) 肝风时,见眩晕,舌麻,痉厥卒中。

(6) 肝火旺时,可见头两侧痛,耳聋,口苦,呕吐苦水等胆的症状。

4. 胆的病理

(1) 胆气不足者,做事犹疑而胆怯。

(2) 胆旺时,头痛,目眩,口苦,胁痛等。

三、肝病主要证候

肝病主要症状:多怒,胁痛,头痛目眩,目赤肿痛,手足拘挛强直,角弓反张,舌麻,爪甲枯青,乳房疾患,小腹痛,阴痛,疝气。

1. 肝气　七情不舒,肝气郁结,证见两胁窜痛,胸脘闷胀,或牵引少腹,痛连阴器,脉弦。若肝气尚未化热,则舌苔白;若肝气已化热,则舌苔黄腻。

2. 肝阳　肝阳上亢,头晕目眩,甚则头痛,所痛之处偏于两侧,或单偏于一侧亦有之。若阴血虚,则颧红,盗汗,乏力。若因肾水不足,则兼见耳鸣,腰酸遗精,舌红,脉细弦数。

3. 肝火　头痛剧烈,或目赤肿痛,目眵甚多,或面赤善怒,溲赤便秘,舌苔黄,脉弦数有力。

4. 肝风　头目昏眩如旋,眼睑跳动,筋肉牵掣,或麻木不仁,或遍体刺痛,四肢抽搐痉挛,角弓反张,甚则发生中风,脉常带弦,或虚细,或虚大。

脾脏基础

一、脾病影响他脏之机制

1. 脾病及肺　脾土气虚,土不生金,土虚金弱,母病及子,证见咳喘声低,食减便溏,体瘦面黄。

2. 脾病及肾　脾土能克肾水。脾主健运,把体内过多的水湿运至膀胱;若脾土虚弱,不能制水,则肾水泛滥、无制,证见水肿、鼓胀、悬饮等水湿疾患。

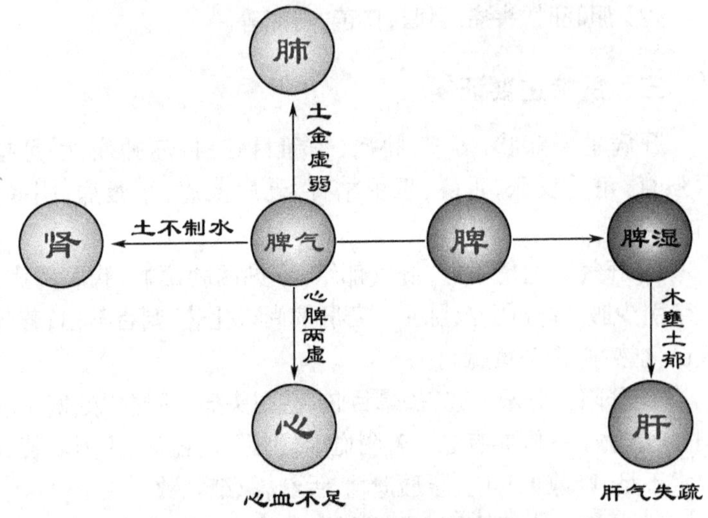

图 5-3 脾病影响他脏之机制图

3. 脾病及心　心主血。但血的生成，则来自中焦脾胃，即脾气运化精微的功能，与血的生成有密切关系。其次脾统血，脾气不足，脾不统血、脾不运化，均可累及于心，导致心脾两亏，证见饮食减少，倦怠无力，心悸不寐，健忘等。

4. 脾病及肝　脾不健运，湿浊困脾，则脾土壅实，木失疏泄，肝气郁结，证见黄疸，腹胀，二便不调，胁痛胸痞，头晕等。

二、脾与胃的生理和病理

1. 脾的生理

（1）脾主运化，脾具有消化吸收及输布水谷精微的功能。

（2）脾统血，有统摄控制血液在血管内正常运行的功能。

（3）脾主肌肉、四肢，其华在唇。脾气上升，使水谷之气上升至肺、至心而产生气和血。

（4）脾与胃相表里。

2. 胃的生理

(1) 主受纳,消磨水谷。

(2) 胃气宜降。

3. 脾的病理

(1) 脾虚时则消化不良,腹胀腹痛,大便溏泄,痰饮,浮肿,胸闷身重。

(2) 脾气虚弱时便有慢性出血现象,如便血,衄血,崩漏等。

(3) 脾虚时四肢肌肉消瘦,有沉重感,行动不便,口唇苍白少华。脾气下陷时见腹泻,嗜卧,饮食无味等。

4. 胃的病理

(1) 胃病时见积食,胸闷,胃脘痛;胃火旺盛时见牙龈肿痛,多食善饥而瘦,吐血,头痛。

(2) 气上逆时则恶心,呕吐,嗳气。

三、脾病主要证候

脾病主要症状:皮肤黄,浮肿,痰饮,身重,腹胀,腹痛,积食,胸闷,胃脘痛,腹泻,出血,肌肉消瘦,口唇苍白,脉虚缓。

1. 脾气虚　脾气不足,运化失职,证见食欲不佳,或能食,食后腹胀,大便稀薄,消瘦,倦怠乏力,舌质淡,苔白,脉虚缓。

2. 脾阳虚　脾阳虚较脾气虚为重,除脾气虚表现以外,更见四肢清冷,畏寒,腹部冷感、隐痛,腹泻较重,舌苔白,脉迟。

3. 脾不化湿　由脾气虚或脾阳虚,以致运化水湿的功能不良,故可兼见脾气虚、脾阳虚的表现。湿又分二:

(1) 寒湿困脾,则见身体困重,遍体浮肿,尿少,便溏,畏寒,身黄黯,舌苔白腻,脉沉迟。

(2) 湿热内蕴,则见黄疸色鲜,小便黄赤,便秘,或下利赤白,或臭秽不爽,舌苔黄腻,脉弦数,或沉弦缓。

4. 脾为生痰之源　脾失健运,则水谷精微化而为痰,其人素盛今瘦，咯痰甚多，久久不愈，如痰饮疾患属之。

5. 脾不统血　脾气不能统摄血运，若脾气不足，不能统血，则见崩漏、便血，及脾气虚之证。

肺脏基础

一、肺病影响他脏之机制

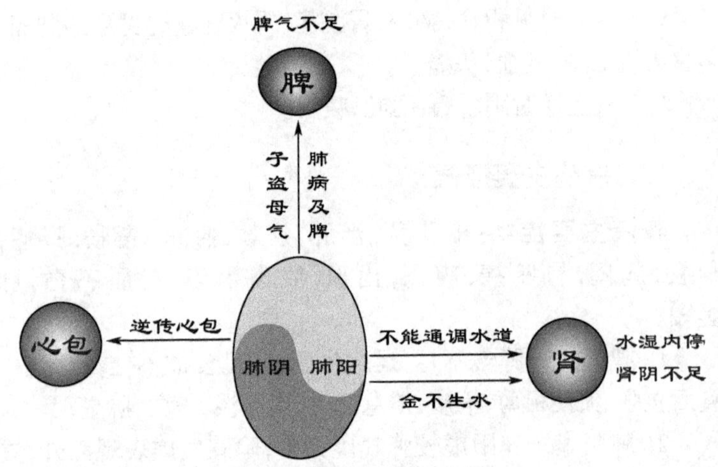

图 5-4　肺病影响他脏之机制图

1. 肺与肾

(1) 肺属金，肾属水，正常时金水相生，金能生水，使肾阴充足，相火不致外越为害。若金不生水，母病及子，肾水不足，心火升腾于上，则咳嗽咽干，颧红，潮热，腰酸遗精，头晕耳鸣，舌红，脉细。

(2) 肺能通调水道，下输膀胱。肾司开合，故主二便。肺气不降，则水液不利，水湿内停，亦可见浮肿。

2. 肺与脾　肺金气虚，可盗其母脾脏之气，使脾气亦虚，此称子盗母气，或子病及母。证见面色苍白，语言低微，少气乏力，纳呆便溏等症。

3. 肺与心包　温热之邪犯肺，不作及时治疗，可逆传心包，出现神昏谵语，高热等症。

二、肺与大肠的生理和病理

1. 肺的生理

（1）肺主气，肺为相傅之官，治节出焉。肺朝百脉，助心调节体液循环。

（2）肺主肃降，能通调水道，下输膀胱。

（3）肺主皮毛。

（4）肺开窍于鼻，肺和则鼻能知香臭。肺与声音有关。

（5）肺与大肠相表里。

2. 大肠的生理　大肠主排泄大便。

3. 肺的病理

（1）气虚则少气不足以息，气滞则停饮或血瘀。

（2）实邪壅塞于肺，肺气不能下降，表现为咳嗽喘息，气粗，胸满，小便不利，浮肿。

（3）肺气虚时，外卫不固，易感受外邪，见咳嗽，气短，每易自汗，皮毛干枯脱落。

（4）肺受外邪时，则出现鼻塞，流涕，喷嚏，不闻香臭，或见声嘶、失音。

（5）肺热则见大便干结，便血。

4. 大肠的病理　大肠有病时则大便失常。

三、肺病主要证候

肺病主要症状：咳嗽，气喘，多痰，喷嚏，鼻塞，流涕，咽痛，声嘶，失音，皮毛干枯，浮肿，便秘。

1. 肺阴不足　咽干，声哑，咳嗽，唾涎沫，舌红，脉细数。

2. 肺气不足　面色苍白，语言微弱，呼吸浅短，自汗恶寒，易于感冒，咳嗽喘，舌淡，脉软。

3. 外邪袭肺　风寒束肺，表现为恶寒畏风，鼻流清涕，咳嗽，痰出稀白，舌苔薄白，脉浮。燥邪犯肺，可见连声咳嗽，痰不易出，或干咳无痰，舌苔薄干，脉数。

4. 肺金不鸣　证见音哑。其由外感六淫引起者，称金实不鸣。由内伤引起者，称金破不鸣。

5. 肺热　发热，咽痛，阵咳面红，痰稠，甚则鼻衄、痰红，舌苔黄，脉数。

6. 肺痈　咳吐脓痰，臭秽难闻，形如米粥，烦渴发热，舌苔黄腻，脉滑数。

7. 肺痿　经年累月咳吐涎沫，形体日见消瘦。

肾脏基础

一、肾病影响他脏之机制

1. 肾与肝　肾阴能涵肝木，若水不涵木，则肝失所养。肝阴不足，肝阳偏亢，临床可见头痛，头晕，目眩，易怒，腰酸腿软，舌苔光剥，脉细弦。

2. 肾与心　肾水与心火应相互交济，若肾阴不足，不能上济于心，则心肾不交。

3. 肾与肺　肺属金，肾属水，正常时金水相生，肺为水之上源，肾水又能上润肺金。肺为娇脏，最怕火刑，水能制火，肾水对心火、肝火、肾中相火均有制约作用。若肾阴不足，则虚火上炎，可以炼金，证见呛咳，音哑，咯痰不爽，咳而咽干，咽痛。

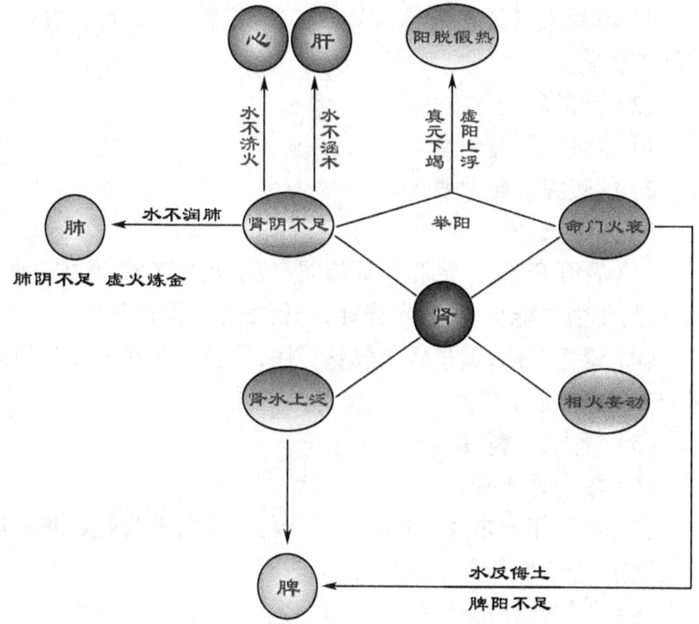

图 5-5 肾病影响他脏之机制图

4. 肾与脾

（1）脾属土，肾属水。在正常情况下，土能制水。但若肾气不足，水湿泛滥，反能侮土，证见肢体困重，浮肿，胸腹闷胀，纳食衰少，大便稀溏，小便不多，舌苔白腻，脉缓。

（2）肾中命门之火生脾土，即助脾胃腐熟水谷、运化精微之功能。若命火不足，火不生土，则土虚中寒，胃不能腐熟水谷，脾不能健运，发生胃呆，食少，鸡鸣泄泻，四肢清冷，舌苔薄白，脉沉细。

二、肾脏与膀胱的生理和病理

1. 肾的生理

（1）藏精

1）藏五脏六腑之精气，即水谷的精微。

2）藏肾脏本身之精气，即男女交媾之精气，是人生殖繁育的基本物质。

（2）肾寄命火

1）生热力而温全身。

2）能暖脾胃而助消化。

3）主性欲。

（3）肾开窍于耳，肾和则耳能闻声音。其华在发，其主在骨，肾气足，生血功能良好，发见光泽，骨得滋养而发育坚实。

（4）肾主二阴，通过肾之气化作用，管理全身水液分布和排泄，与二便排泄有关。

（5）肾主骨、髓、齿。

（6）腰为肾之府。

（7）肾者作强之官，技巧出焉。肾主骨髓，脑为髓之海。肾气足则精力充沛，智慧和脑力强。

（8）肾与膀胱相表里。

2. 膀胱的生理　膀胱者，州都之官，津液藏焉，气化则能出矣。

3. 肾的病理

（1）肾不藏精

1）五脏失其所藏，可致发育障碍和衰老。

2）滑精，遗精。

（2）命门火衰

1）热力不足，则肢冷畏寒。

2）火不生土，则鸡鸣作泻。

3）不足则阳痿、早泄，太过则相火妄动，表现为性欲过旺、举阳等。

（3）肾虚则耳鸣耳聋，发枯易脱。

（4）当功能失调时，则见小便不约，遗尿，或癃闭、尿少，浮肿，腹水，或鸡鸣作泻。

(5) 病则骨痿,齿摇。

(6) 病则腰痛。

(7) 肾气衰时,发生腰腿酸软,腰痛俯仰不便,眩晕耳鸣,目无所见,健忘,行动迟缓无力。

4. 膀胱的病理　小便不利,淋证。

三、肾病主要证候

肾病主要症状:头晕,耳鸣,耳聋,腰痛,或腰腿酸软,遗精,阳痿,小便不利,浮肿,鸡鸣泄泻。

1. 命门火衰　肾中之阳为人生命之根,故称命门之火。命门火衰可见四肢逆冷,倦怠嗜卧,鸡鸣泄泻,腰腿酸软,水肿,阳痿,滑精等,舌淡苔薄白,脉沉无力。

2. 肾火偏亢　肾中元阳为命火,肾中欲火称相火,欲火过亢之时,临床常称相火妄动,症见举阳梦遗。

3. 阴虚阳浮　亦称真元下竭,虚阳上浮,或龙火不潜,火不归元。症见咽痛音哑,口燥齿浮,口鼻时或失血,两颧红而面色白,或烦躁欲裸形,或欲坐卧泥水中。

诊察之意义

中医诊断学,基于古人之临床经验,每诊一病必作综合观察,以求具体之认识,故将人体作一小宇宙观。盖以天地因四季之变化而显示万象,人体亦因四季自然之演变而起顺应环境之现象也。此种现象不特于健康时为然,其于疾之时则更无不然。草木以花示春、落叶示冬,人体亦可依其外候如皮肤、面貌、声、色、体格、体质、步履、脉搏、呼吸而详察之,以了其形态与现象,此即诊法之意义也。

诊法之内容概分为望诊、闻诊、问诊、触诊四法，藉此方法以追究其所呈形态与现象之背后实体，而测知疾病之所在。

望诊者，以不触及患者之躯体为原则。只凝视病者步履之状态，皮肤之润泽，骨骼之大小坚脆，身体之动作，体质之强弱，以及面色之润泽，耳、目、鼻、口唇之位置大小厚薄，神色弛张等，以究其病之所在。精于此者，一望即可知疾病之大半，故曰："望而知之谓之神。"

闻诊者，闻其声音以察疾病之所在也。人之声音有高低、清浊、广狭、强弱、缓急、厚薄之别，且与肺脏声带之如何有直接关系。病者体内变化，无不影响其发音，亦即无不影响其肺部与声带者，古之闻诊实即根据于此。

问诊者，就患者之所自觉，详加追问而诊察之谓也。

触诊者，触近病者之躯体而诊察疾病之法也。以医者之手或医疗器械，接触病体，依其皮肤之冷热、燥润、紧弛、粗密、涩滑、麻痹症状之有无、凹陷、紧坚、膨胀，而诊察内脏器官之位置、形状、硬软、大小、疼痛之有无、运动之程度，以探得疾病之所在。脉诊、背诊、腹诊、四肢诊均属之。

此外尚有现代医学之叩诊法、听诊法、检息法、X 光之应用，以及大小便、血液等之理化学之诊查，亦为诊断之要象。

诊法之顺序

1. 诊察病者，先行望诊。注意事项：①步行之状况；②体质；③动作等。

2. 令患者端坐椅上，去其有碍诊察之衣物等。

3. 诊脉时先诊患者之左手，次诊右手。

4. 颜面之望诊及触诊。

5. 口腔、鼻、眼、耳之顺序检查。

6. 前颈部之望诊及触诊。

7. 胸部之望诊、叩诊、触诊、听诊。

8. 腹部之望诊、触诊、叩诊、听诊。

9. 上肢之望诊、触诊、关节运动法。下肢之望诊、触诊、关节运动法。

10. 背侧诊察之次序①头盖之诊察;②肩部之诊察;③腰臀部之诊察;④脊柱之诊察。

诊察之际,其应特加精细者:如腹部之触诊、叩诊,或胸侧部、背部之叩诊、听诊,以及上体之屈伸运动等。他如粪便之检查,有时亦甚必要。

体格与体质

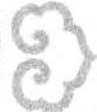

体格系指吾人身体之外观部分而言,体质系指内容部分而言。有体格魁伟,形似顽健,而易生疾病者。又有体格矮小,形似羸弱,而不易生疾病者。虽不能一概而论,但仍有大体之定型。

一、体格之诊法

体格(身长、年龄、男女、营养状态等)与疾病有密切之关系。

1. 身材之大小　身材高大者较身材短小者脉搏为迟,高大者多患巨人症,小者则多为佝偻病。

2. 年龄之差　年龄与疾病之发生,具有下列之巨大关系。

在小儿期,易罹麻疹、猩红热、痘疮、肺炎、白喉。

在青春发动期,易罹肺结核、萎黄病。

在四十岁以上,易罹肿瘤、脑出血、动脉硬化症、肾萎缩。

3. 男女之别　男子易罹脊髓痨、糖尿病、肝硬化。女子易罹胆结石、甲状腺肿大,萎黄病。

4. 营养状态　脂肪发育强大者,易罹全身脂胖病;脂肪及筋肉减少者,易罹衰弱性疾病(例如肿瘤、糖尿病、结核、慢性胃肠疾病等)。

二、体质之诊法

研究体质为诊断学上之捷径。因一接触患者,即可明了其属于何种体质,进而知其易罹何病也。人类之体质不一,大别之可分为多血质、神经质、胆液质、腺病质等四种,兹分述如下。

1. 多血质　多血质人,面带赤色,肥满而多脂肪,皮肤有光泽,汗多颈粗。多血质人,性质轻快而活泼,易兴奋易动,易受精神及肉体之刺激,易热易醒,易罹脑出血、心脏病、肾脏病、败血症等疾病。如系妇女,则易罹生殖器病、神经衰弱、忧郁症等。

2. 神经质　神经质人,以瘦小者为多,貌似伶俐,做事敏捷,眼神锐利,面狭长,色苍白,颈细小,似痨瘵质。感觉虽迟钝,而影响甚久,无论善恶,均不易忘却,具有深沉之性格与感情,不易被外部所动。易罹肺结核、神经衰弱、胃肠病等。

3. 胆汁质　胆汁质人,富胆汁,皮肤色黑,颈粗短,筋肉发达适宜,体格为上等,但以四十岁后为最肥硕,易罹脑出血。此种人富决断力,一旦决定之后,即百折不回,义无反顾。

4. 腺病质　全身构造薄弱,颈长,胸狭而薄,眼大而带光泽。此种体质之人,神经过敏,易受感冒,肠胃弱而易罹肺结核。

三、一贯堂医学之体质分类

一贯堂医学,乃日人故森道伯先生所创造之现代汉方医学之代表学说也。将体质分为三大类,以作治疗上之标准。所谓三大类者,即瘀血症体质、脏毒症体质、解毒症体质是也。此三大分类,在诊断及治疗上(预防及病因疗法上)均有莫大之价值,实为治疗家必须遵守之一原则。兹揭示于下,以供参考。

1. 瘀血症体质

望诊:体格肥硕之妇人,多由于脂肪过多、卵巢功能障碍而不妊娠。面带赤色,但亦有因瘀血停滞而呈苍白色者。面带赤色者,指甲带杨梅色彩,或呈黯红色,色欠鲜明。贫血者,指甲呈黄白色。

脉诊:以细实为原则,此系由于瘀血停滞,血行不充分之结果。

腹证:由心上至直腹筋,有两条强硬之痉挛,可以触知,尤其以右侧及上部为强硬。此乃瘀血侵入足之阳明胃经之状。又腹部膨胀,表示腹内瘀血充满。心下急迫之状,表示脐下膨胀。

主诉:头痛,头重,眩晕,上逆,耳鸣,坠肩,动悸,便秘等。

易罹之疾病:脑出血,半身不遂,喘息,胃肠病(尤其胃酸过多,胃溃疡,胃癌),肝脏病,肺结核,痔疾,淋疾,神经性疾患(神经衰弱,忧郁症等),动脉硬化症,习惯性便秘,齿痛,眼病,腰痛,脚气,泌尿器、生殖器疾病,阑尾炎,发狂,心脏病,妇科病。

2. 脏毒症体质

望诊:皮肤黄白色(日本人则色白),体格普通伟大,多脂肪型或筋肉型肉体,劳动者多筋肉型,有闲阶级多脂肪型。壮年以前无病者多,壮年以后易罹脑出血。

脉诊:以弦、洪、实为原则,因病状不同,更有带浮、数、紧等性质者。

腹证:腹内呈一贯堂医学所命名之脏毒充满之状,一般称为腹内脂肪沉着。全腹筋呈硬满之状,尤其脐之周围部,分呈紧满之状。

主诉:因脏毒(风毒、食毒、熏毒、水毒)而有多少不同。

易罹之疾病:此种体质不易罹结核症。在青年期易罹各种热性病,如伤寒、格鲁布性肺炎、阑尾炎、丹毒或脚气、胃肠病等。在壮年期易罹神经痛、脊髓炎、肾脏疾病、糖尿病、神经衰弱、习惯性便秘、疖痈、痔疾、喘息等。壮年期以后，除上列疾病外，易罹动脉硬化、脑出血、肾萎缩。

3. 解毒性体质

望诊：皮肤色浅黑（由苍白色至青黑色，色度有深浅之不同，但以污秽之暗色为多），骨骼多消瘦型或筋肉型。为柴胡清肝散证，为荆芥连翘汤证，为龙胆泻肝汤证。①小儿曾罹肺结核，身体虚弱，似患感冒，易发支气管炎、扁桃腺炎。此小儿面色青白，体格消瘦，头小胸狭，颌下颈部淋巴肿大。②幼年时代易罹扁桃腺炎、淋巴腺肥大等者，青年时期则易罹蓄脓症、胸膜炎、肺炎、神经衰弱，皮肤色黑，体格多消瘦。皮肤带银色光泽者，系解毒性体质强大者。③壮年期易罹肺炎、肾膀胱结核、睾丸结核、结核性痔瘘等；女子之轻症腹膜炎，为妇人病，并泌尿生殖器病，皮肤色浅黑。

脉诊：小儿脉诊系紧脉。成人脉诊亦系紧脉。壮年期脉诊虽系紧脉，但患淋病者则系中湿之脉。

腹证：①小儿之腹证为相当于肝经之处紧张，又一般腹筋紧张，腹部不软，腹诊时痒笑，系小儿之强者。②青年期之腹证为腹筋之紧张，肝经、胃经紧张，尤其心下显著。③壮年期之腹证为肝经之紧张，又由脐下脐旁至两胁下，有显著之抵抗。

易罹之疾病：①小儿罹之病为结核性疾病、肺门淋巴腺肿大、颈部淋巴腺炎、胸膜炎、肾脏膀胱结核、扁桃腺炎、咽喉炎、鼻炎、中耳炎、乳突炎。②青年期之病为结核性疾病，尤其肺结核，胸膜炎，结核性痔瘘，蓄脓症，神经衰弱症，肾囊风，中耳炎，乳突炎。③壮年期易罹之病为结核性疾病、肺炎、肾脏膀胱结核、结核性痔瘘、轻症胸膜炎、痔核、痔瘘、眼病、胃病、膀胱炎、睾丸炎、女子泌尿生殖器炎。

四、《灵枢》体质分类

《灵枢·阴阳二十五人》，将人之体质分为五类，以配五行，兹录其大纲于下：

1. 木形之人　木形之人，比于上角，似于苍帝。其为人苍色，小头，长面，大肩背，直身，小手足，好有才，劳心，少力，多忧劳于事。能春夏不能秋冬，感而病生，足厥阴佗佗然。

2. 火形之人　火形之人，比于上徵，似于赤帝。其为人赤色，广朋，锐面小头，好肩背髀腹，小手足，行安地，疾心，行摇，肩背肉满，有气轻财，少信，多虑，见事明，好颜，急心，不寿暴死。能春夏不能秋冬，秋冬感而病生，手少阴核核然。

3. 土形之人　土形之人，比于上宫，似于上古黄帝。其为人黄色，圆面，大头，美肩背，大腹，美股胫，小手足，多肉，上下相称，行安地，举足浮，安心，好利人，不喜权势，善附人也。能秋冬不能春夏，春夏感而病生，足太阴敦敦然。

4. 金形之人　金形之人，比于上商，似于白帝。其为人方面，白色，小头，小肩背，小腹，小手足，如骨发踵外，骨轻，身清廉，急心，静悍，善为吏。能秋冬不能春夏，春夏感而病生，手太阴敦敦然。

5. 水形之人　水形之人，比于上羽，似于黑帝。其为人黑色，面不平，大头，廉颐，小肩，大腹，动手足，发行摇身，下尻长，背延延然，不敬畏，善欺绐人，戮死。能秋冬不能春夏，春夏感而病生，足少阴汗汗然。

患者之生活状态与疾病之关系

患者之日常生活状态，与疾病有密切之关系，故当诊察患者之际，对于其住址、职业、境遇等，应特别注意。

1. 关于住址，挂号时应使之记入诊疗纸内。

2. 山间多筋肉劳动者，易罹痉挛、神经痛等。海滨多渔夫、船夫，因腰部以下受冷、受潮，故易罹该部之神经疼或脚气。

3. 农人易罹筋劳症癖、腰疼、神经疼等。

4. 都会中人，因精神劳动者多，故易罹脑病或结核性病。

5. 社交界中人士，常使用脑力，参加宴会，故易罹脑病、脑出血、半身不遂、糖尿病、肾脏病等，政治家或大实业家即其好例。

6. 都会纺织工人较乡间人易罹结核。

7. 生产者因运动不平均，故易罹消化不良、肠胃疾病。

8. 居住潮润之沼泽地方，易罹脚气及疟疾。

9. 石工或磨石工以及居住寒冷地方之人，易罹呼吸器病。

10. 未婚之青年，易罹淋病及梅毒。

11. 产妇易罹产后血症或神经衰弱。

12. 居住农业地带之人，易罹寄生虫疾病。

13. 接触有害性金属之工人，易罹中毒症状之疾病。

14. 其他患者之境遇、职业、服装、皮肤颜色、态度、言语等，均应加以注意，盖此乃研究诊察之重要事项也。

步行之病的变态

当患者进入诊疗室之际，应注意其步行状态。

步履跄踉，姿态不正，如酒醉者，多患脑病或脊髓症。形似雀跃，越走越急，终至倒地者，为脊髓痨或重脑病者。步行无力，且不规则者，殆为病人。在诊断上可以区别如次。

1. 不调性步行　按照吾人意志而行，谓之正常步行，反之谓之不调性步行。此种步行发生于脊髓痨、遗传性小脑失调症、坐骨神经痛或麻痹等。

2. 麻痹性步行　直立之际，毫无性力，步行之际，东摇西晃，此种步行发生于脚气、脊髓痨、小儿麻痹、肌肉萎缩、多发性神经炎等。

3. 痉挛性步行　直立之际，则筋肉挛缩，而步行之际，一用力则受刺激而起痉挛，又时作疼痛。此种步行发生于种种脑脊髓症。

4. 蹒跚性步行　踉踉跄跄，虽片刻亦不能正直，恰似舞蹈状，类似醉狂者。此种步行发生于舞蹈病、脑脊髓症、神经衰弱等。

5. 跛行　步行时高低不定，东侧西歪。此种步行发于关节疾患、跌仆、骨折、髋关节脱臼、膝关节炎、坐骨神经疼、外伤肿物之压迫疼痛等。

诊者须知

当诊察之际，诊者必须平心静气，言语和蔼，态度可亲，精神沉着，勿带骄傲之气，勿存藐视之念，一度接触患者，则可以誓诸天地神明：非一心一意，察出其病源，加以根治不可。如以危言恐吓，则患者将心悸亢进，而使检脉发生错误。或因医家带有酒气，以致不知患者带有酒气，见其脉数面赤等，而误以为系发热患者，则未有不被为识者所窃笑也。

中医诊病重于四诊之检查，少藉近代理化学方法之佐助，医者精神稍欠沉着，则即将失去其线索以致不能达到诊断之目的，故精神统一尤为重要。至若太素脉之诊夫而知妻病，扁鹊能洞视隔垣之说等，亦无非此精神统一之赐也。古谚云："精神一到，何事不成，精诚所至，金石为开。"此种精神，学者实不可不奉为金科玉律也。

望而知之谓之神

四诊之中，望诊最属难事，故曰："望而知之谓之神。"此种学说由来最久。

《素问·五脏生成》中曰："故色见青如草兹者死，黄如枳实者死，黑如炲者死，赤如衃血者死，白如枯骨者死，此五色之见死也。青如翠羽者生，赤如鸡冠者生，黄如蟹腹者生，白如豕膏者生，黑如乌羽者生，此五色之见生也。"

又《灵枢·五阅五使》中曰："鼻者肺之官也，目者肝之官也，口唇者脾之官也，舌者心之官也，耳者肾之官也。黄帝曰：以官何候？岐伯曰：以候五脏，故肺病者喘息鼻张，肝病者眦青，肺病者唇黄，心病者舌卷颧赤，肾病者颧与颜黑。"

又《灵枢·五色》中曰："雷公曰：官五色奈何？黄帝曰：青黑为痛，黄赤为热，白为寒，是谓五官。""雷公曰：以色言病之间甚奈何？黄帝曰：其色粗以明，沉夭者为甚，其色上行者病益甚，其色下行如云彻散者病方已。""雷公曰：小子闻风者，百病之始也；厥逆者，寒湿之起也，别之奈何？黄帝曰：常候阙中，薄泽为风，冲浊为痹，在地为厥，此其常也，各以其色言其病。雷公曰：人不病卒死，何以知之？黄帝曰：大气入于脏腑者，不病而卒死矣。雷公曰：病小愈而卒死者，何以知之？黄帝曰：赤色出两颧，大如母指者，病虽小愈，必卒死。黑色出于庭，大如母指，必不病而卒死。雷公再拜曰：善哉！其死有期乎？黄帝曰：察色以言其时。雷公曰：善乎！愿卒闻之。黄帝曰：庭者，首面也。阙上者，咽喉也。阙中者，肺也。下极者，心也。直下者，肝也。肝左者，胆也。下者，脾也。方上者，胃也。中央者，大肠也。挟大肠者，肾也。当肾者，脐也。面王以上者，小肠也。面王以下者，膀胱子处也。

颧者，肩也。颧后者，臂也。臂下者，手也。目内眦上者，膺乳也。挟绳而上者，背也。循牙车以下者，股也。中央者，膝也。膝以下者，胫也。当胫以下者，足也。巨分者，股里也。巨屈者，膝膑也。此五脏六腑肢节之部也，各有部分。用阴和阳，用阳和阴，当明部分，万举万当，能别左右，是谓大道，男女异位，故曰阴阳，审察泽夭，谓之良工。沉浊为内，浮泽为外，黄赤为风，青黑为痛，白为寒，黄而膏润为脓，赤甚者为血，痛甚为挛，寒甚为皮不仁。五色各见其部，察其浮沉，以知浅深，察其泽夭，以观成败，察其散抟，以知近远，视色上下，以知病处，积神于心，以知往今。”

由于上述，可知望诊于古典医学中，即被重视。

颜貌之诊察

病人之精神状态，如神识清浊，五官功能迟速，思想力浅深，以及精神之抑郁或兴奋等，于诊断上每关重要。盖某种疾病，以一定之精神症状开始，而病情之向愈或增剧，亦可视其精神状态以推知故也。

此种精神状态，多在颜貌上表现之，如不安、恐怖、疼痛、忧虑、色泽异常之类，皆可由此推知。例如未能言语之小儿呈痛苦之颜貌时，医家即可知其为痛所苦。意识昏蒙之病人，亦往往有疼痛性容貌，有时则病人初未言疼痛，详细诊察及于身体某部，忽然颦蹙有之，故颜貌之判断于望诊上占重大之项目，兹录其要领如下。

哀痛之貌，于胸脏器慢性病而有疼痛者见之，如肺结核、胸膜炎、喘息、重度心脏病等。

呼吸困难甚者，呈畏恐不安之容。

痴钝无欲之状者，于重症热性病多见之，以伤寒为特著，无热者，多为脑病或精神病之候。

闭口皱眉作苦恼不安状者，为剧痛之候。

面筋歪扭如笑，开大其口，而口角上昂，视势钝浊，眼中毫无怡色谓之痉笑，此种状态系濒危之征。

破伤风发现种种精神受感之象，颜面下半如微笑，中央如悲哀，前额如恐怖。

面色苍白，鼻梁突出，眼球陷入，前额出汗，为伤寒。

眼球陷入，其周围有灰色暗影，眼睑半开而结膜干燥，颜面皮肤湿润而冷，皮肤缺乏弹力为霍乱。

面之一侧弛缓，其容非喜非悲，额皱消失，一眼开张，流泪而不闭，且口角一边下垂，往往流涎，口向健侧牵引，为偏侧颜面神经麻痹，常与半身不遂并发。

癞病之容貌，其前额乃眼周围有结节状肿胀，此有一种光泽，眉及睫毛一齐脱落（所谓结节癞），其甚者面如狮子，故又名狮子颜。

左右颊热赤者，为肺结核之象。

脸之左右不同，为龋齿、齿龈炎。

颜面浮肿，为脚气、心脏或肾脏虚弱。

眉间发白，为精神过劳，面色发黄，眼球尤甚为黄疸病。

面狭多肠弱，面短多中风，面长多肺弱。

鼻梁陷入，发生鼻音，为梅毒。

如面色发黑，为室外劳动之人，为筋肉劳动者；面色发白之人，多为室内劳动精神劳动者。由此可推知其疾病之起因。

皮肤之诊察

皮肤之诊察，应注意其色泽、弹力、湿度、温度之如何，及浮肿、出血、发疹之有无，老年人之皮肤大抵营养不良则属生理现象。

皮肤之色泽，视乎皮肤毛细血管之盈虚，皮肤苍白者为贫血、心脏虚弱之象，慢性肾脏病、慢性胃肠病、痨病肿瘤、大失血多见之。

皮肤红色者，为高热病人，鱼蟹中毒，酒醉后、温浴后亦见之。

颜面一侧潮红，为偏头痛。

痨病之人，两颊多作鲜红色，谓之消耗性潮红。

羞耻奋激后面色发赤，则为生理现象。皮肤作紫蓝色，为心脏衰弱，肺脏空气进入困难，或高度寒冷，血行障碍之象。

高度之紫蓝色，往往于濒死期，及痉挛重症兼有呼吸困难者见之。

皮肤黄色，为黄疸，由胆色素为血液及组织所吸收，遂发此种变色，轻者作微黄色，较高度者作橙黄色，最高度者作绿黄或黑黄色。

皮肤黄疸色，不能以灯光检之，盖用灯光则黄白二色无从区别之。

日人食橘过多者，手足皮肤即作橙黄色，因名之为橙皮症。

皮肤缺乏弹力，多见于霍乱、慢性胃肠病、结核、肿瘤等病。

皮肤湿润过度，发生于热性病之解热期，或心绞痛。

全身大汗淋漓，谓之脱汗，于热性急病，及间歇热之热将退时见之。

偏侧发汗，为头之半面或半身发汗者，为种种神经官能症，或有解剖变化之神经系病见之。

猩红热之疹皮肤呈平等之红色，弥漫如涂朱，躯干四肢为甚，颜面为鲜，特于颐部及口唇周围全不之见，因发热而颊额充血，故颐及唇独作苍白色。

麻疹每疹与每疹之间界限显明，自皮面隆起，颜面为甚。水痘之一般障碍轻微，其水疱不致化脓。天然痘其水疱带脓，而一般障碍特重。

诸热病初期,或其经过中,于面部或口唇多发匐行疹,多见于热性病、胃炎、肺炎。但于伤寒则不发见。

热性病人,皮肤久经枯燥后,重复出汗则多结晶状之粟粒疹,即古人所谓之白痦。

皮肤出血起于血管壁最易破绽之诸种病态,急性传染病重症、败血病、磷中毒等多见之,其出血自点状至于扁豆大小,或为较大之黯青斑,其形状不整,指按之不褪色。

由于横痃之瘢痕,可知梅毒之既往症。

下腹有白线者,为产妇之症。

下肢有白线者,发于浮肿之后。

耳下腺急性肿大,为流行性耳下腺炎。赤痢、伤寒,如发现耳下腺炎,则为恶症;耳下腺之慢性肥大为腺病质。

浮肿为组织之渗出液,浸入皮下之状态,皮肤呈苍色,以指按之遗有指痕,有由心脏病而起者,有由肾脏病而起者,有由脚气而起者,有由各种贫血如结核、恶性贫血等而起者。炎症性浮肿呈强度之紫蓝色,例如急性关节炎、化脓性阑尾周围炎、肝脏脓疡等。

皮肤夏温冬冷者,为虚弱之证。

伤寒面白无神者,为发汗过多或脱血所致。

若发汗后,面色赤盛,系邪出未彻,应表而出之。

病现黑色者,多凶,病最重。

病现黄色者,多吉,病虽重多不死。

阴盛而面赤者,其色黯而不光;阳盛而面赤者,其色明而且泽。

久病虚人,午后面、颊、颧,发赤者,为阴火。

面青唇青,为阴极。

面青者,小腹痛。

格阳浮赤,兼厥利,脉微者,阳虚也。

赤色深重，有潮热者，里实也。

面青黑为寒，紫黑为热。

尺肤（前膊前面之皮肤）滑而有泽脂者，风也。

尺肤弱者，解也。

尺肤涩者，风痹也。

尺肤粗者，水溢饮也。

尺肤热甚而脉甚躁者，病温也。

尺肤寒，其脉少者，泄少气也。

尺肤炬然而先热后寒者，寒热也。

尺肤先寒久而大热者，寒热也。

肘独热者，腰以上之热也。

手独热者，腰以下之热也。

肘前独热者，肤前之热也。

肘后独热者，肩背热也。

臂中独热者，腰腹热也。

掌中热者，腹中热也。寒者，腹中寒也。

鱼（拇指后）之上有青脉，为胃中寒。

额之诊察

额上失光泽者，虽轻病亦可恐。

额上存光泽者，虽重病亦可欢。

前额有污斑者，非妊娠即系子宫病，或肺结核；前额有皱而颊骨隆起，并鼻翼下垂者，卵巢病也。

华佗曰："病人黑色出于天中天庭者，死。"

王振禄曰："病人之额如抹尘者，六十日前后死；常人之额黑气连于发际中，有如蚯蚓者，不出六十日死。"

口腔之诊察

当诊察口腔之际，应注意者，即口唇、颊黏膜、齿龈齿牙、舌口，盖及咽头之望诊及触诊也。诊察时需先以诊者之右手置于患者之颌下，使之开闭口腔而实行诊察。

口唇乃肌肉之本，脾之华也，观口唇之好恶，可知病之深浅。

口唇青白，为贫血。

口唇紫蓝色，为寒冷、贫血、心脏疾患（与皮肤同）。

口唇肥大，为瘰疬、肢端肥大。

口唇生匐行疹，多为患胃病、肺炎或流行性脑脊髓炎。

口唇干燥，为热性病或肺炎。

口角龟裂，为遗传梅毒，久病亦常有之。

口唇溃疡，为梅毒第二期，或结核及肿瘤。

颊黏膜青白，为贫血。

颊黏膜紫蓝色，为寒冷、贫血、心脏病。

颊黏膜之沉着物，为鹅口疮、梅毒性白斑。

遗传的口腔炎，梅毒瘢痕，亦可发现。

齿龈呈黯红色肿胀，容易出血，为坏血症，或药物中毒。

齿龈肿胀压痛，为齿槽骨膜炎；若有血脓，为齿龈脓疡。

牙齿生纵横皱襞，珐琅质畸形发育，咀嚼磨成不平状，为佝偻病牙齿。

牙齿缺少者，为胃肠衰弱之征。

四五岁时即缺少牙齿，仅留黑短之齿根者，为甜食过度，如中年人而有此种现象，大概为从事糖果业者。

扁鹊曰："病人唇肿齿焦者，必死。"

齿忽现黑色者，三十日内死。

唇口干而黑者，死。

唇红，龈肉如桃花如无病现象。

唇鲜红而干燥者，为实热之象；淡白而干燥者，为虚热之象。

牙齿稍一触物即感疼痛者，为脑神经疲劳症，为炎症。

齿龈发黑，则或为慢性中毒。

齿龈部如有白粒，则为湿毒；如有赤粒，则为疳证；齿龈部出血，则为坏血病。

牙齿宣露，龈肉不能与牙齿交接者，为气血不固。

虫蚀牙齿系由于邪气郁积而生。

口唇呈黯紫色者，为心脏虚弱，或肺恶。

下唇黏膜有发疹，为小儿热，或麻疹。

不能开口者，为抽风、破伤风。

口唇焦干，为脾热，红者吉，黑者凶；口唇均肿者，为热甚；口唇均青黑者，为冷极。

口苦，为胆热。

口中甜者，为脾热。

口燥咽干者，为肾热。

口干舌燥欲饮水者，为阳明热。

唇青而舌卷，唇吻反青，环口黧黑，口张气直如鱼口，口唇颤摇不止者，为气出而不反，皆不治也。

齿为肾之余，龈为胃之终。

舌伸出时正直者良，近于健康。

舌伸出时震颤者，为神经衰弱症，酒精中毒、麻痹狂、帕金森病等。

舌伸出时倾向偏侧者，为神经疾患、中风症、舌筋偏侧麻痹、牙齿抽出障碍、偏侧扁桃腺肿、颊或颚部受伤。

舌不易伸出者，为舌癌、溃疡、结核、舌下神经炎、中风、舌肌萎缩、舌肌麻痹。（在此等场合，应使口腔尽量开张，以反射镜等实行细密之诊察，有梅毒肿疡等，又有因抽风而不经意咬伤或咬伤舌者。）

舌为心脏之象征，舌之大小长短厚薄，即系心脏之大小长短厚薄，故留意舌之大小长短，即可知心脏之大小广狭。例如舌大则心脏大，舌小则心脏小，舌薄而细则心脏狭窄或有神经性心悸，舌厚而短则心脏肥厚而气短，登山易疲劳而有瓣膜之症状。

又舌增大之巨舌症甚少，肿大者发现于舌炎等，此时舌缘有齿之压痕。

舌缩小者发现于脊髓性肌肉萎缩，或延髓球麻痹，又热性疾病多招来干燥萎缩。

健康者之舌色虽不应太红，但应一律美滑而有光泽。

舌色苍白者，发现于各种贫血。

潮红为热性病，尤其猩红热不仅潮红，并且乳头膨胀，表面呈极粗杂之状。

一切病者之舌，因分泌物减少，故干燥而失光泽，并有舌苔。

白色舌苔，为急性或慢性胃炎，各种胃病。

黑褐色之舌苔，发现于脑中风、肾脏病，各处龟裂，又齿龈及口唇等亦有同样之状态。然此种黑褐色，健康人而嗜吸烟草者，往往有之，嗜酒者亦同。

白腐斑状之舌苔，发现于鹅口疮。

由于饮食牛乳咖啡，舌苔可发生暂时之变化，故以于食前确定为宜。

白色舌苔而有数条如沟之薄线者，为有脾热之证。

白色舌苔前半舌呈健康色，后半舌有稍厚苔者，为肾脏疾患，又膀胱炎症亦屡屡见之。

白色舌苔稍杂黄色者，为肝脏及胆囊炎等。

舌苔恰如轻石一面粗粗不白不黄而成灰色，为溃疡、梅毒及癌症。但重度之神经衰弱症或不眠症，而怠于舌之洗涤者，亦有此种现象，关于此点应特别加以注意。

有舌细长，上伸可达鼻下，伸可达腭者，此盖幼时曾患寄生虫也。

有舌厚而长，伸出时圆者，此名长舌，十之八九患癌疾也。

舌宽短，不能以齿咬舌者，先天必有脑病，智力不全，如痴呆症。

舌胖而中央沟深恰似小刀切者，多见于妇人，必有血行障碍、月经不顺、或壮年闭经等。

舌胖大而条横切如疵者，发现于各种中毒。

舌之周缘完全粗糙，又带乳头肿或细小白伤者，为梅毒。

有舌部肿胀恰似二舌者，此种场合，黏液多者，将成癌症，如不成癌症，则呈中毒性及脑疡等。

舌不能伸出上卷者，为脑病、脑出血及癫疾。

有平素舌伸出于齿外者，此乃因幼时曾罹脑膜炎，或惊风者，或因跌仆而致脑部震荡而起。

有常用舌舐口之周围者，此多为天禀之性癖，亦有因疳虫而成习惯者。

舌淡红色，稍带薄紫色，乳头起有无数小粒，并呈薄灰色，红及边缘，因唾液滋润而有光泽，舌如白苔，后部突起，为肠炎或急性胃炎。

舌后半部苔厚而干，为胃溃疡或胃酸过多症，又肠炎及胃癌之场合，亦有此种现象。

肝炎、肝肿大等症，苔虽不厚而表面薄红干燥。

舌为消化器之前卫，有密切之关系。

舌有创伤，有抽风之嫌疑。

（《诊察之意义》至《口腔之诊察》，录自《中国医药月刊》1942 年第 3 卷第 12 期及 1943 年第 4 卷第 6 期）

脉学参考

章太炎《论脉诊有详略之法》说："寸口三部，其血管则一耳，寸之浮，关之平，尺之沉，以肌肉厚薄使然。因以浮者候心肺，平者候肝脾，沉者候肾与腹，其取义若是矣。及其病也，迟、数、沉、大、小之度，诡于恒时，而三部亦有错异，或乃一脏病剧则一部独应。此故非古人虚说，今世医师，人人皆得验而得之，实征既然，不能问其原也。脉本属心，而他脏之病亦可形之于脉，实征既然，不能问其原也。”

一、举寻按

举，亦曰浮取，轻度用力，在皮肤浮取为举。

寻，亦曰中取，中度用力，在肌肉间取之为寻。

按，亦曰沉取，再重用力，在筋骨间取之为按。

二、胃神根

胃，脉来不浮不沉，来去从容而均匀，谓之有胃气。

神，脉来即缓和又有力，谓之有神。

根，以指沉取时也有力，谓之有根。

总之要求脉象带有一定的从容缓和与可以任按的搏动力量，尤以两尺更为重要。有胃气为顺，无胃气为逆，如革、牢、疾、散等常无胃气。

三、寸口分配脏腑口诀

左	心 小肠	肝 胆	肾，	右	肺 大肠	脾 胃	命，
	寸	关	尺		寸	关	尺

包 胳 膀 胱 左 心 尺，三 焦 分 向 三 部 寻。

（《医宗金鉴》）

四、脉之阴阳

阳脉：浮，数，实，长，洪，紧，动，促。

阴脉:沉,迟,涩,虚,短,微,缓,革,濡,弱,细,散,伏,结,代。

阳中之阴脉:滑,弦。

阴中之阳脉:芤,牢。

五、二十八脉脉象主病口诀

1. 浮脉[**浮**]:浮于指下,轻按即得;有力表实,无力表虚。(内伤久病,虚阳外越。)

2. 沉脉[**沉**]:沉于筋骨,重按乃得;有力里实,无力里虚。

3. 迟脉[**迟**]:去来迟慢,三至以下;虚寒积冷,阳气失职。(迟实有力,邪聚热结;如仅二至,离经之脉。)

4. 数脉[**数**]:四(至)半以上,脉来快速,有力实热,无力虚热。(虚阳外越,必见空豁。)

5. 滑脉[**实**]:如珠走盘,往来流利;气实血盛,亦主痰食。(滑而冲和,营卫充实。)

6. 涩脉[**迟**]:迟细而短,往来艰滞;血少伤精,气滞寒湿。(亦称滞脉。)

7. 虚脉[**虚**]:浮而迟软,应指无力;诸症见此,亏气少血。

8. 实脉[**实**]:长大坚实,三部有力;正为邪遏,诸病属实。

9. 长脉[**实**]:脉来迢长,过于本位;长属有余,中气充沛。

10. 短脉[**虚**]:脉来短小,不及本位;气滞血郁,中气不足。

11. 洪脉[**浮**]:状如洪水,来盛去衰;内热充斥,每伤阴液。(洪大太过,阴阳离绝,虚劳失血,危在旦夕。)

附:大脉:大乃脉大,无汹涌象;有力邪盛,无力病衰。(包括病气病体言。)

12. 微脉[**虚**]:模糊细软,似有若无;气血两亏,阳气虚竭。

13. 紧脉[**实**]:牵绳转索,弹指绷急;阴多阳少,寒证痛疾。

14. 缓脉[**迟**]:三至以上,或三至半;往来疲怠,脾为湿困。(缓而冲和,不作痛论,病后见此,恢复之征。)

15. 弦脉[**沉**]:状如弓弦,挺然指下;风邪诸症,肝病疟疾。

（弦如刀刃，胃气已无；弦而细数，水亏木旺，肺痨病笃。）

16. 芤脉[浮]：边实中空，状如葱管；失血过多，阳无所附。

17. 革脉[浮]：浮大弦硬，按如鼓皮；亡血失精，半产崩漏。

18. 牢脉[沉]：沉伏弦长，坚大牢实；癥瘕颓疝，阴寒之病。

19. 濡脉[浮]：浮而软弱，如帛在水；主虚主湿，亦称软脉。（浮而柔细。）

20. 弱脉[沉]：沉而虚小，按之欲绝；病后有此，气虚贫血。（新病邪实，有此为逆。）（沉而柔细。）

21. 散脉[浮]：散乱不聚，漫无根底；气血耗散，真元离绝。（虚甚为散。）

22. 细脉[虚]：细软如线，较微明显；气血亏损，虚劳之症。（即小脉。）

23. 伏脉[沉]：沉极隐伏，推筋着骨；邪闭厥逆，亦主痛极。

24. 动脉[数]：滑数鼓指，其动如豆；阴阳相搏，惊痛均现。（心悸怔忡，滑数动数。）

25. 促脉[数]：急促倏止，止无定数；阳盛实热，血气痰食，亦主痈肿。（促小无力，宜防虚脱。）

26. 结脉[迟]：迟徐一止，亦无定数；阴盛气结，痰滞虫积，亦主癥瘕。（结而微细。）

27. 代脉[虚]：脉止定数，良久始还；脏气衰颓，危亡可待。（七情惊恐，跌仆损伤，风证痛症则属例外。）

28. 疾脉[数]：脉来急疾，七八九至，孤阳上亢，真阴下竭。（心脏疾患，疫疟高热，四诊合参，宜有区别，孕妇临产亦有此脉。）

六、脉形和主病

浮脉：浮于指下，轻按即得。（举之有余，按之不足。）浮脉主表，有力表实，无力表虚，浮迟中风，浮数风热，浮紧风寒，浮缓风湿，浮虚伤暑，浮芤失血，浮洪虚热，浮散劳极。

沉脉：沉于筋骨，重按乃得。

沉脉主里，有力里实，无力里虚，沉则为气，又主水蓄，沉迟痼冷，沉数内热，沉滑痰食，沉涩气郁，沉弱寒热，沉缓寒湿，沉紧冷痛，沉牢冷积。

迟脉：来去迟慢，三至以下。

三至为迟，有力为缓，无力为涩，有止为结，迟甚为败。（迟为阴盛阳衰，缓为卫盛营弱。）

数脉：四至半以上。

数脉主腑，有力实火，无力虚火，浮数表热，沉数里热。（气口数实肺痈，数虚肺痿。）

滑脉：如盘走珠，往来流利。

滑主痰饮，浮滑风痰，沉滑食痰，滑数痰火，滑短宿食。

涩脉：迟细而软，往来艰滞。

主血少伤精，气滞寒湿。（涩为阳气有余，气盛则血少，故脉来蹇滞，而肺宜之。脉诀言：指下寻之似有，举之全无。）

虚脉：浮而迟软，应指无力。

主亏气少血。（经曰血虚脉虚，曰气来虚微为不及，病在内。曰久病脉虚者死。）

实脉：浮中沉均有力（长大坚实）。

主邪实而正气不虚，火热壅结，痰食便秘。实紧寒痛，实数火郁，实滑痰凝，实迟寒积。浮沉有力为实，弦急弹指为紧，沉而实大微弦而长为牢。

长脉：脉来迢长，过于本位。

长主有余之病。

短脉：脉来短小，不及本位。

短则气病，短主不及之病。

洪脉：状如洪水，来盛去衰。

洪主阳盛阴虚之病，泄痢、失血、久嗽者忌之。曰脉大则病进。

微脉:模糊细软,似有似无,细则如线,较微明显。

微之久虚血弱之病,阳微恶寒,阴微发热。

紧脉:牵绳转索,弹指绷急。紧乃热为寒束之脉,故急数如此,要有神气,《素问》谓之急。

诸紧为痛。人迎紧盛伤于寒,气口紧盛伤于食,尺紧痛居腹中。

缓脉:三至以上,或三至半。

浮缓为风,沉缓为湿,缓大风虚,缓细湿痹,缓涩脾薄,缓弱气虚。

芤脉:浮大中空乃是芤。

类似慈葱,指下成窟,有边无中,脱血之象。

弦脉:状如弓弦,挺然指下。

弦为木盛之病,浮弦支饮外溢,沉弦悬饮内痛,疟脉自弦。弦数多热,弦迟为寒,弦大主虚,弦细拘急,阳弦头痛,阴弦腹痛,单弦饮癖,双弦寒痼,若不食者,木来克土,难治。

革脉:浮大弦硬,如按鼓皮。

主亡血失精,半产崩漏。

牢脉:沉而弦长实大是牢形。

主癥瘕癞疝,阴寒之病。

濡脉:浮而柔细。

主虚主湿。

弱脉:沉而柔细(沉而虚小)。

病后有此,气虚贫血,新病实邪,有此为逆。

散脉:虚甚为散(散似杨花无定踪)。

主气血耗散,真元欲绝。

细脉:细而如线,较微明显(即小脉)。

主气血亏损,虚劳之症。

伏脉:推筋着骨寻(沉极隐伏)。

主邪闭厥逆,亦主痛极。

动脉:滑数鼓指,其动如豆。

阴阳相搏,惊痛皆见。

促脉:数而时止无定数。

阳盛实热,气血痰食,亦主肿痛。

结脉:迟徐一止,亦无定数。

阴盛气结,痰滞虫积,亦主癥瘕。

代脉:脉止定数,良久始还。

脏气衰颓,危亡可待。

七、脉之位息状势

脉位:

高:浮(++),虚(+),实(+),滑(+),洪、大(++),芤(+),革(+),濡(+),散(+),动(+)。

低:沉(++),实(+),涩(+),牢(++),弱(+),细、小(+),伏(+++)。

脉息:

快:数(+++),滑(+),紧(+),动(++),促(++),疾(+++)。

慢:迟(+++),虚(+),涩(+),缓(+),结(++)。

间歇:促(+),结(++),代(+++)。

脉状:

大:实(+),洪(+++),芤(+),革(+),牢(+)。

小:涩(+),微(+),紧(+),弱(+),散(++),细(+++)。

长:实(+),长(+++),洪(+),弦(+),牢(+)。

短:涩(+),短(+++)。

挺直:弦(++),革(++),牢(++)。

中空:芤(++)。

脉势:

有力:实(++),滑(+),紧(+),弦(+),革(++),牢(++),动(+)。

无力:虚(+),微(++),缓(+),濡(++),弱(++),细(+)。

硬(紧张):紧(++),革(++),牢(++)。

软(松弛):虚(+),微(++),缓(+),濡(++),弱(++),散(+++)。

流利:滑(++),动(++)。

不流利:涩(++),革(+),牢(+)。

八、脉之纲

滑寿《诊家枢要》认为,浮、沉、迟、数、滑、涩六脉,以足应用;其他各脉,都可以包括在这六脉之内。陈修园则主张,浮、沉、迟、数、细、大、长、短八脉为纲。

浮脉:

浮而极有力,如按鼓皮,曰革。

浮而极无力,如帛在水中,曰濡。

浮沉均有力,应指幅幅然,曰实。

浮沉均无力,应指豁豁然,曰虚。

浮沉大中空外实,如捻葱叶,曰芤。

沉脉:

沉而极有力,按之着骨始得,曰伏。

沉而有力,位于沉伏之间,曰牢。

沉而极无力,细按之乃得,曰弱。

迟脉:

一息四至,曰缓。

缓而时止,曰结。

迟数不时而止,曰代。

至数不齐,曰散。

数脉:

数在关中,无头尾,曰动。

来去数,时一止复来,曰促。

七至八至,曰疾。

滑脉：

如按琴瑟弦状，曰弦。

往来有力如转索，曰紧。

不大不小如长竿，曰长。

来盛去衰，来大去长，曰洪。

涩脉：

如豆之形，应指而廻，曰短。

极细而软，按之欲绝，曰微。

如微而细，曰细。

九、七表、八里、九道

《脉经》有：

七表：浮，芤，滑，实，弦，紧，洪。（为阳，为奇，故为表。）

八里：微，沉，缓，涩，迟，伏，虚，弱。（为阴，为偶，故为里。）

九道：长，短，虚，促，结，代，牢，动，细。（天有九星，地有九洲，人有九脏，以应九宫。）

十、十怪脉

危亦林《世医得效方》本孙思邈死脉之说，又列出10怪脉。

弹石——来迟去数，如指弹石。

解索——或聚或散，如绳索之解。

雀啄——来三去一，若雀之啄食。

屋漏——极缓，二息一至。

虾游——忽有忽无，行尸之候。

鱼翔——如鱼之搏尾定头。

釜沸——如釜中沸汤。

偃刀——如手循刀刃，无进无退，数无准。

转豆——脉形如豆，周旋辗转，并无息数。

麻促——脉如麻子之纷乱细微。

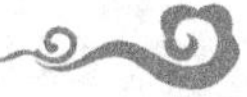

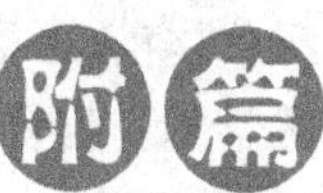

其他

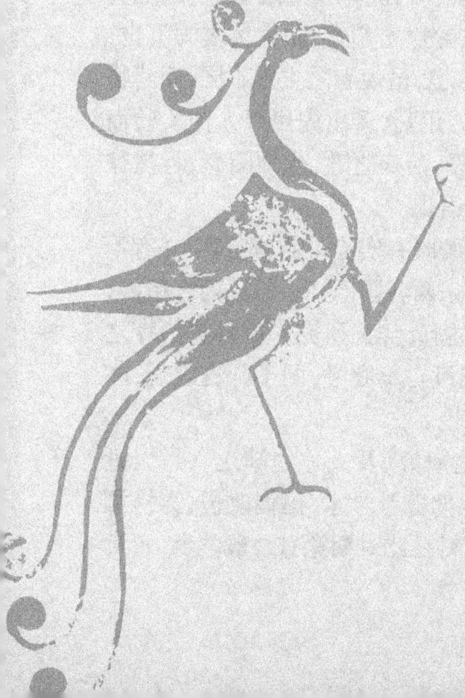

《中国医药月刊》创刊宣言

我国医学肇兴邃古，自炎黄以迄于今，已有数千年之历史。汉代以前，医家重于实验，朴质无华，已确立千古不朽、寿世利物之学术。自晋唐以还，百家杂出，各执己见，派别分歧，竟以阴阳五行、五运六气之说，为解释医药之原理，于是生克制化玄虚奥诞之学说，弥漫于医界，舍实从虚，愈趋愈远，使经验有效之中医，成江河日下之势。自海禁大开，西学东渐，彼持科学之力夺造化之功，孜孜求进一日千里。中医则尚墨株泥守，不知改进，使宝贵之学术，仍埋藏于虚渺牵强附会之理论中，以致下降于巫祝之列，为学者所轻视，大有反客为主之势，将陷于淘汰之危境矣。

虽然，中医之所以能留存至今者，决非偶然之事，中医之真价亦非阴阳气化虚玄之说，而在治疗之实效，如大黄之泻下也，麻黄之发汗也，甘遂、大戟之利水也，虽说者之主观不同，而药物之作用未有始变。盖中医之处方用药，皆由先民以人体实验而来，较西医之动物试验，确为可靠，治疗之效，成绩昭彰，且往往能治愈西医所不治之病，决非虚语。

夫科学者实验之结晶也，中医既有实验可征，则其中必有不能磨灭之真理在焉。故近年以来东西各国已知中国医药之精妙，极力推阐，搜集中医书籍，翻译注释，详加研究。彼自感治疗之穷，欲借他山之助。但我中医岂可自增我慢，囿于师古之观，亦当善善从长，顺应时代与之并进也。

中医之失真，在乎少深刻之研究，及人才之缺乏。是以近年先达诸公筹设医校于各地，以期普及学术，提倡改进，力挽颓风，实亦复兴中医之佳兆也。不料在此时期竟有一般学者，不肯泯除意见、互相协助,反而勾心斗角、造端排斥。设非丧心病狂,何至出此。孟子曰:“人必自亡,而后人亡之。”故外医不能亡中医,亡中医者实自亡耳。今后愿我同道,苟能共同努力,不存门户之见,以学术为前提,不泯灭中医之长,不回护中医之短,利用科学方法,以求治疗之真理,不为古代枪刀弓石所拘束,弃其糟粕,存其精华,祛其空谈,趋于实用,使我国固有之实验医术,追列于世界医林,以发扬我东方之文化,此即本刊之所由兴也。同人等人微言轻,学陋识浅,但抱坚忍卓绝之志、百折不回之心,纯以究研我国固有之实验医学为目的,尚望医界同志,时赐箴言,匡助而教正焉。

(原刊于《中国医药月刊》1940 年创刊号)

新 年 感 言

流光迅驶,日月如梭,悠忽之间又届民国三十年之元旦矣。吾人研究学术在此去旧更新之际,能不起眷恋回味之念耶。试观古之结绳竹简,至今已递演而为文契书籍;舆轼舟筏,已递演而为飞机轮舶;木火膏烛,已递演而为汽车电影。世界学术之演进无一非由旧而新,由粗而精者,医学岂独不然哉。惟中国医药学术,数千年来私传密授,墨守成法不知改进,而能苟延残喘不绝如缕者,实赖历史之悠久,经验之丰富,以及治疗之实效耳。自西医侵入后,始有提倡国医之声,嚣于尘上,阐扬国医学术,方始进行,已若火之始燃,泉之始达,然此竟属少数之热心同志,奋勉图强,回顾医界同人多有不知自好,少于学术上之求进,多谋业务上之发达,既乏团结之精诚,复多嫉妒之观念,宣传则终付阙如,改进更无日可现,枕秘自夸,神授惑众,徒眈目前之安全,忘却将来之危难，医界中人若竟如此，长此以往，吾恐人不亡我而我必自亡矣。然既往不谏，来者可追，过去如此，姑置不论，未来种种凡我同道速宜集中力量，打破以往之劣点，努力将来之孟晋，摒除私见勿嫉贤而妒能，宜取长去短作学术上之整理，群策群力以图国医之改进与振兴，发扬我国固有之文化，此本刊素即引为己任者也。尚望吾道同志共为实际建设之工作，以奠定吾中医学术之永久基石，同人等虽材力薄弱，愿竭血汗共赴前驱，兹置新年，谨志数语以为纪念。

（原刊于《中国医药月刊》1941 年第 7 期）

施今墨小传

施今墨，字奖生，年六十一岁，原籍浙江萧山，乃祖宦游京师遂家焉。父筱航服官晋省，公随任入山西大学，嗣转入法政学校。在校时即注重教育，乃与范公源廉、汤公化龙等，创办“尚志学会”，为兴学育才之机关，四十年来人才辈出，成绩卓著。毕业后由省保送京师进士馆（后改为京师法政学堂），入学考试，荣膺冠军，足证公之才敏学博也。嗣以乃母年高多病，念为人子不可不知医之义，乃从母舅李可亭先生学。李固国手，公志坚恒，遂尽得其传。更旁搜典籍，益求精进，遂造就今日名医之基础。

民元南京临时政府成立时，公以山西省代表参加，后以客卿资格佐助老友黄兴，为陆军部编纂法令三种，一陆军刑法，一陆军审判章程，一陆军惩罚令，至今仍损益沿用之。

民六曾出任湖南教育厅长，对于教育颇有建设，嗣感宦情冷淡，决然引退。又与熊希龄先生创“香山慈幼院”，嘉惠孤贫实非浅鲜。是时医名亦大噪焉。后因求诊者日众，遂退休而正式以医问世，诊务益繁不以为苦，经其诊治者无不欣然。民十九曾赴陕为杨虎城主席治重疾，药进病除。一时陕民仰望，群趋求治争相挽留，公略为酬应不辞而别。

民二十一年谭公延闿焦公易堂创立“南京中央国医馆”，被推为副馆长，在任曾有力主中医科学化及整理中医病名之提案。彼时曾有一部同道反议，然试观今日国医界之趋势，已渐步入施公当年提案之途，可谓医界之先觉矣。

公昆仲二人，公居长，弟光致先生精儿科惜已故，姊一适陆，即今名医陆湘生先生之母也。公性恬淡，和蔼待人，厌烟酒，惟嗜食蟹。每值菊黄蟹肥之时，食必尽数斤。公曾在京创造办“华北国医学院”，为国医设校之先声。十年以来，桃李遍南北，人皆称之。刻精神爽健，饮食甚豪，而其诊病愈加细腻，盖学问与年俱进矣。

（原刊于《中国医药月刊》1942 年第 3 卷第 1 期）

萧龙友小传

萧方骏，字龙友，号息园，年七十三岁，四川三台县人，为鄂中张文襄公、端忠慜公时名宦，雨根公之长子，生于其曾祖父雅安县教谕官舍。幼聪慧，束发受书诵习群经，即能深通大义；丁酉拔贡。今日誉满全国，实从其少年时坚忍和易中所得。

在正蓝旗官学教习期满，以知县分发山东，旋任山东大学堂教员，抚院文案，嘉祥、济阳、淄川等县知事，政声卓著；民国后任山东都督府秘书，交通、财政、农商等部秘书，国务院参议，全国经济调查局参议，农商部有奖实业债券局总办，总统府执政府顾问等职。公于民五以后，不乐干求，虽当道蒲轮候门，辄与委蛇婉拒,尝言:"人生需有两种本能,方可立足社会:大而经济治国,小则薄技应世。"故辞官后乃以医道行于旧京;良相良医公兼有之矣。

缘公少年读书之暇,辄览方书,因乃母戴太夫人中年多病,于是究心方剂进窥《内》、《难》各经,并泛览唐宋以来诸家名著,所谓"为人子者不可不知医"之义;嗣以乞诊日多,应手辄效,朋好劝为悬壶。二十余年功在胞与,而其政声转为医名掩矣。中央国医馆成立,公被推任理事及北京国医分馆馆长,并创办北京国医学院,嘉惠医林,诚非浅鲜。

公原配安夫人早故,继配饶夫人,贤名素著,膝下三子四女,文学艺术各有擅长,克继家声。公每日阅书之外,即把玩金石陶瓷,鉴赏书画碑帖,并善书法,铁画银钩与医同名,片纸只字人争宝之。

且公深得养生之道,虽年逾古稀,貌常研润,腰脚既健,须发犹青;尤以性情和易,居尝无疾言无厉色,故精神矍铄望之如六十许人也。

(原刊于《中国医药月刊》1942年第3卷第2期)

孔伯华小传

孔伯华,字繁棣,现年五十七岁,山东曲阜人,圣裔也,逊清候补知州。幼即嗜读医书,初居易水,民元后来京师乃以医正式问世。旋被任为外城官医院主任医官,精心诊治,无偏贫富,一时全活甚众,市民颇称颂之。复被聘为北京卫生局中医考试委员,南京中央国医馆成立任为理事。应诊之余,复慨医材之缺乏、医学之待兴,遂于民国十八年与萧龙友先生创办北京国医学院，广邀故都名医分科讲授，人才济济，誉满京华。二十二年，萧公以年迈辞，先生不避劳瘁，毅然亲自主持，十余年来，劳神耗资，在所不惜，迄今成材甚众，嘉惠医林，实非浅鲜，先生之功岂仅活人而已哉！

先生性和易而慷慨，乐善好施，贫寒亲友无不周济，蒙其惠者颇不为少。先生擅长小楷，颇得《灵飞经》之趣奥；尤嗜花卉，每历季节，梅兰竹菊莫不应时献于庭园，朝夕灌溉，怡然自乐，其旷达如此，故精神之健壮不让少年也。

（原刊于《中国医药月刊》1942 年第 3 卷第 4 期）

章次公小传

章次公先生，字成之，生于江苏丹徒之大港。大港乃革命先烈赵声之故里，先生尊翁极堂公固烈士之同学也，先生闻乡先辈谈革命，窃艳羡之。极堂公以为革命不定在政治，会先生长兄因伤寒殁，极堂公遂命先生治医，旋卒业于上海中医专门学校。此校刊物《中医杂志》，代表其学术主张，而先生无片言之字，参与其间，盖其时受严几道先生之影响，以阴阳五行不足道也。后以医事得受业于宗人太炎先生之门，因以汉学家治学方法施之于医。十数年来，所有撰述，汰华辞，重佐证，断情感，戒妄牵，皆太炎先生之家法也。先生尝于母校授课，谓中医应援用科学以自新，率由守旧则将无以自存，白于校主，弗用，乃就王一仁先生所主办之中国医学院。一年后，得与川沙陆渊雷、武进徐衡之两先生，合创上海国医学院。先生首订“发皇古义，融会新知”八字为校训，于是真能援用科学之中医学校，始获实现，惜乏经济后援，致中替。海上虽人文荟萃，而同志绝少，仅渊雷先生，相视而笑，莫逆于心，学子亦仰望先生如山斗。门徒辈窃私拟陆先生如徐洄溪，而先生则尤在泾也，尝于先生前陈明此义。先生曰："尤先生《医学读书记》，虽隐攻五行，而不敢直言其非，非吾之所崇信也。古今医家，足使吾心折者，其为东邦之丹波氏父子乎。"此亦可以测先生之怀抱矣。

先生博闻强记，精思冥悟，每于不同中求其同，矛盾下谋其合，融会古今中外，得其精英。人固知先生精于药物，此犹浅乎其视。先生复深通因明之学，故教从学治病治学，必本名学逻辑。今年为先生生母八十冥寿，先生为纪念萱堂，有立行集之著，就中先生自以为满意之作者，《现代中医之路》、《叶天士学术之渊源》、《国医要籍目录》三篇，并附录二十年来失治案之追记，更非侈言治验而讳其不治者所能比，由此可见其品格之一斑矣。

（原刊于《中国医药月刊》1942年第3卷第5期）

赵树屏小传

赵树屏，名维翰，行医后以字行，现年五十二岁，江苏武进人，以先世宦游京师，遂寄籍大兴。幼颖慧异于常人，年十八即得奖贡生出身。民国三年毕业于国立北京高等师范（即今师范大学），历充教务长、校长省视学等职，成绩卓著，由教育部呈奖三等文杏勋章。后因家学不可弃，乃应考中医，受知于三台萧龙友先生，聘为中央国医馆北京分馆名誉董事及医药学校教材编纂委员会委员，历充北京市中医考试委员、卫生局学术讨论会主讲委员，著有《肝病论》、《中国医学史纲要》、《中医系统学》等书。

先生性和易，从无疾言厉色，惟对于发掘国医而当仁不让，曾作"山可崩，地可拆，海可枯，石可烂，而吾发扬国医之宏誓大愿则一成而不可变”之豪语，其抱负可知，并有关于《国医之商榷》等著作。江苏全省教育会通过《旧医学校系统案》，时适新旧思想交争之际，反对者遂有《旧医学校系统案驳议》之作。先生乃大声疾呼，据理辩论，草《异哉旧医学校系统案驳议》一文，分散全国，为之纠正。

二十八年，北京市医学讲习会成立，为中医再教育机关，先生则被聘为教务主任，更受国医业公会之聘，主持中药讲习所教务，实为当代医药教育之中心人物。尝谓中医科学化，需逐步实地做去，非可以一蹴而就，吾人研究西医是欲以西医学理订中医旧说，所谓借助他山阐吾精粹是也。即欲融合中西，亦应有辨异同，观损益，判是非，审流变之全盘计划，然后可以知别择，定去取，否则西医之精粹未睹，中医之真髓全失，实为东方文化一大浩劫，其办学主旨可见一斑。

（原刊于《中国医药月刊》1942 年第 3 卷第 5 期）

汪逢春小传

汪逢春，名朝甲，字凤椿，年五十九岁，江苏吴县人。幼聪颖异于常人，精研法律，兼嗜医学，尝从吴中名医艾步蟾先生游，尽得其传，造诣之深，为同门之冠。清末改良司法，被召入都，任地方检查厅检查官，守正不阿，颂声载道。暇则出其所学，为人治疾，施效神异，医名日振，公卿大夫，争相延致，政声反被医誉所掩。入民国后，遂专理医业，城市山林，门庭若市，施济之广，声誉之隆，实近年所仅见也。京市考试中医，先生则历充考试委员，量衡玉尺，甄拔綦众。民国二十七年，北京市国医分会成立，遂被推为会长。任职以来，凡足以振兴学术，救济人群，维护同道者，无不尽力以赴；一切设施，系由先生出资办理，不以会款拮据而稍涉简陋。尝谓"吾以医得之，而由医用出之，亦一快事也"，其急公好义如此。二十八年，更受卫生当局委托成立北京市医学讲习会，以增进同道学识，先后毕业者凡数百人。三十年国药业公会聘长中药讲习所，实行医药合作，成绩之优，为京市自有医学团体以来所未有。

先生性淡泊，除讲学外无他嗜，私生活又极有规律，故年近花甲，而精神矍铄犹若少年，前途发扬正未有艾也。

（原刊于《中国医药月刊》1943年第3卷第6、7期合刊）

《中华医药杂志》发刊词

中医具数千年之历史，亿万人之体验，有庞大之药物，足供运用。在近世医学未发达前，殊足领导全球而无愧。然自欧洲文艺复兴后，西人则利用科学方法，本人定胜天之理念，从事于各种学术之研究，造成现代突飞猛进之二十世纪文明。其中医术亦有湛深之造诣，遂有与中医抗衡之势。于是固有中医学术，遂因学说陈旧，不为政府所重视矣。虽然西医传入，已数十年，中医仍能存留至今而不衰者，亦绝非偶然之事。盖中医之真价值，非为陈旧之学说，乃在治疗之实效。处方用药，皆由先民以人体实验得来，较之近世之动物试验，确为可靠。治疗之效，成绩昭彰。且其用药，均为国产，采用便利，其价亦廉，处处适合我国环境。故虽遭政府之遗弃，而仍能得多数人民之信赖也。西洋医学之价值，吾人不能否认，但中国之西医，则尚未臻健全之域焉。盖一国之学术，各有其不同之因素与习惯。我国西医，习自海外，因其求学之国籍不同，遂形成各种派系，派别不同，则其理论、疗法、用药、习惯亦每难一致，各道其是，令人无所适从。论其人数，则全国正式登记者不足两万人，依国家之需要，尚少数十倍。论其用药，多属舶来，每年漏卮，已足惊人，此不过为一部分都市人所享用，若全国人民普遍用之，则恐民未强而国益贫矣。况在抗战以后，世界大战继起，各国物资均受统制，更加港口备陷，西药输入无从，在此期间，若无固有医药，只待舶来，则不知将使若干病者坐而待毙。即如军行各地，每当医药不足，或治疗不效之际，辄以中医代之，更有中医随军服务者，皆属常有之事，可见抗战期中，中医之功绩，亦不为小。

基于以上诸因，更值战后国力未苏，而重遭破坏之际，民生凋敝，经济破产，实无力再购用外药。为民族健康计，为现实需要计，中国医药事业，亦必须自力更生，建设一种具有独立性之“本位医药”。使医无中西之分，药皆国产之品。俾固有之文明，得以发扬，更可免除利权之外溢。然兹事体大，必须中西合作，努力为之，其主要工作，即中医利用科学方法，以图改进，西医藉古人之经验，助己发明也。

所谓利用科学方法，以图改进者：因固有医学，药物虽丰，治疗虽效，然其理论玄虚，学说庞杂，实为前进之最大障碍。推其原因，不过昔时限于环境，因无科学、无理化，所有理论，不得不出于想象而已。现在科学方法，则依据真理，实事求是，作生数理化之实验，井井有条之分析。故其所得结果，有目共见，有耳共闻，毫无主见与武断，使人不辨自明，诚为世人共庆成功之治学方法也。如用此法，探讨中国旧有医学之经验及药物之效用，使其存留，不确切者废除，对于既经存留者，更得探奥入微，发育滋长，则其成就，必有可观。

所谓藉古人之经验，助己发明者：我国固有医学早为东西各国所注意，搜集中医书籍，翻译注释，祥加研究，无非欲在中国旧有之学术中，觅得科学之新发现，如麻黄素之定喘，当归精之调经等，皆已洋装问世，此等药品，若无古人应用于前，则不知尚待何年始能为今人发现也。我国西医以种族文化关系,既具领略固有医学之优良条件,复以生逢科学昌明时代,更有创造新兴医学之健全头脑,如能以古人之经验,作研究之线索,以助自己之发明,则必得事半功倍之效。

中医西医,如能和衷合力,共同研究,则将来中途会合之日,亦即中国独立的本位医学成功之时。则不但利国利民,且可遍布福音于人类,永垂楷模于后世。此本社同人一致之企求,亦举国同志之愿望也。

(原刊于《中华医药杂志》1947 年创刊号)

为办好中医学院进一言

我国政府已在全国开办了四所中医学院。这一空前的创举,不但开辟了医学史上新的一页,也是贯彻党的中医政策一项及时的英明措施。

回顾在旧时代里,反动政府在奴化买办思想的支配下,以及在余云岫等卑鄙恶劣思想鼓动下,惟恐不能消灭中医,遑论培养优秀新生力量。不过,在那艰苦的环境下,尚有不少的中医老前辈为了挽救我国宝贵的医学遗产免于消灭,他们茹苦含辛地先后在京、沪等地创办了国医学院或中医专门学校,创始了正规的中医教育,使中医得以延续和发展。正因为它是符合于全国人民的要求,虽然遭到反动政府的排斥和打击,但在群众的极力支持和各校师生的艰苦奋斗下,终于克服了工作中所遇到的各种困难和阻挠,培养出许多真才实学的优秀人才,成为今天许多地方中医界的骨干力量,如上海中医学院院长程门雪、卫生部中医顾问秦伯未、章次公、天津卫生局副局长哈荔田、黑龙江省卫生厅副厅长高仲山以及上海市卫生局中医处副处长张赞臣先生，不过是大家比较熟悉的几个人而已。

现在党和政府为了使祖国医学遗产得到继承和发扬，创造我国的社会主义的民族的新医学，不但积极地组织了西医学习中医，创设了中医研究机构，并且还号召中医带徒弟，开办了中医学院。这种正确而必要的措施，使我们看到了祖国医学遗产的光辉远景。但是，这一工作是光荣的，也是繁重的、艰巨的，绝不是短时期内可以一蹴而就的，必须在马克思列宁主义思想的指导下，通过中西医长期的密切合作，利用现代科学逐步地加以整理、研究和提高，新医学的建成才有可能。

为了继承和发扬祖国医学遗产，开办中医学院，培养新的高级中医，我们认为确实是有重大的实际意义的。目前中医界学术高超、经验丰富的多为老年人，“老成凋谢”故为不可避免的规律，而后继力量却必须及时培养，才能有高级的中医去进行接替，以便配合西医共同研究，并适当满足人民在治疗上的要求。中医带徒弟，虽然是继承祖国医学遗产的方式之一，也可能培养出一部分水平较高的中医，但从培养高级的优秀的中医看，主要的希望还是应当寄托在中医学院的身上。

我们认为中医学院是完全有条件可以办好的。首先从人才集中上看，旧社会里的私人办学和现在国家办学根本是不可能比拟的。今天在党和政府的领导下，全国中医界中真才实学知名之士是可以统一调配的。中医学院的教师只要领导上能从全国的范围加以调配，师资问题解决了教学问题也就基本上可以解决，其他问题都是比较容易解决的。中医在旧社会里，对正规教学还能教好，今天在党和政府的领导下，没有理由怀疑中医是教不好学的，问题的症结在于是不是将全国有教学能力的中医适当地用到中医学院去进行教学。我们并不否认中医是缺乏教学经验的，但这并不等于中医不能教好学。谁都知道，任何工作能力都是从实践中锻炼出来的，只要有真才实学的中医，通过教学实践,他们的教学能力同样也会很快地取得的。开办中医学院是一项光荣的创举,我们建议领导上,应拿定决心,大力支持,对中医学院应像对医学院校一样的关心和对待,是办好中医学院的关键所在。同时,还应制定全盘规划,进行具体领导,及时督促检查,深切关怀它的成长与发展,广泛征集那些对办学有经验的中医前辈们的意见,如此上下结合、群策群力,有了党和政府的强有力的领导,有了全国中医界以及医药卫生工作者的共同努力,我们相信中医学院是一定可以办好的。

(原刊于《中医杂志》1957 年第 2 期,
作者署名:北京中医学会主任委员
赵树屏,副主任委员董德懋)

下乡成药应用基本知识

自党号召把医疗卫生工作的重点放到农村去以后,在医药卫生界掀起了"到农村去"的热潮,不但医务人员纷纷组织巡回医疗队到了农村,大量的常用成药也分批下乡了。这些常用成药,对于治疗常见病、多发病,不但经济、简便、有效,而且应用范围也较广。只要掌握成药的药性、功能、适应证和服法,病人可以自己选用。本刊为了更好地发挥这些下乡成药的作用,特从本期起陆续介绍各种成药的药方来源、组成、药性功能和辨证应用的基本知识,供大家参考。

一、银翘解毒丸

银翘解毒丸是一种治疗外感病的常用丸药。它是根据清·吴鞠通《温病条辨》银翘散处方配制的,其中有金银花、连翘、甘草、荆芥穗、桔梗、淡豆豉、薄荷、牛蒡子、淡竹叶九味药。原方是散剂，临用时加入鲜苇根煎汤服。银翘解毒丸是蜜丸。

方用金银花、连翘清热解毒，配合淡竹叶可以加强清热的作用；用薄荷、淡豆豉、荆芥穗辛凉清散解表（其中荆芥穗虽属辛温，但温而不燥，和辛凉解表药配伍运用，可以增强解表的功效）；桔梗、甘草、牛蒡子合用能宣肺解表，祛风痰，利咽喉。全方配合起来，起到辛凉透表、清热解毒作用。本药中以清热解毒的银花、连翘用量较重，所以名为“银翘解毒丸”。

银翘解毒丸是一种辛凉解表药，适用于温病初起、风热在表阶段。其症状是：发热，微恶风寒，头痛，口渴，舌尖红，苔薄黄，脉浮数，有时还兼有咳嗽或嗓子痛等。其中发热重、恶寒轻、口渴、舌尖红、苔薄黄、脉浮数，都是热象。微恶风寒、头痛、脉有浮象，是病在“表”，所以叫做风热在表。

温病，由现代医学来看，其中包括着感冒和其他一些急性热性病在内，因此不管是哪一种病，只要在初期出现上述这些症状时就可以服用银翘解毒丸，所以它的应用是很广泛的。

另外在临床应用时，还可以根据不同情况用一二味药（俗谓“药引子”）煎汤送服，以加强药效，例如：

1. 温病初起，发热重，恶寒轻，舌尖红，口渴，可照银翘散服法，用鲜苇根 30g 煎汤送服，可以增强清热生津的作用。

2. 如果恶寒较重，热象不甚，鼻塞不通，可用葱白 30g 煎汤送服，以加强发汗解表作用。

3. 小儿麻疹初起，发热发冷，眼泪汪汪，咳嗽，鼻流清涕，疹子隐隐未透时，可用鲜苇根 1 尺，蝉衣 7 枚，煎汤化丸药服，以加强透疹作用。

4. 妇人乳痈初起，发热发冷，乳部红肿作痛，可用紫地丁 9g，蒲公英 15g，煎汤送服。有清热、解毒、消肿效果。

5. 痄腮初起，发热发冷，腮下肿痛，可用马勃、板蓝根各 6g 煎汤送服。有解毒消肿效果。

本药用量:成人每服1~2丸,早晚各服1次。小儿可服1丸、1/2丸或1/4丸,按年龄大小酌用。

二、桑菊感冒片

桑菊感冒片是根据《温病条辨》桑菊饮处方配制的。其中有桑叶、菊花、杏仁、连翘、薄荷、桔梗、甘草、鲜苇根8味药。

方中桑叶、菊花、薄荷散风解表,宣透风热;桔梗、甘草、杏仁清咽利膈,止咳化痰;连翘清热解毒;苇根清热生津止渴。全方配合起来,起到疏风、清热、宣肺止咳作用。

桑菊感冒片与银翘解毒丸同是辛凉解表药,但桑菊感冒片解表之力较逊,而宣肺止咳之力较强。常用于以下几个方面:

1. 用于“风热咳嗽”,身热恶风(不恶寒),口干微渴,咳嗽痰稠不爽,或嗓子痛的时候。

2. 用于“热伤风”,身热不甚,打喷嚏,流清涕,头昏,四肢酸倦的时候。

3. 用于“风热头痛”,头痛不止,身热恶风的患者。如现面目红赤,大便秘结,可用黄芩、生栀子各6g煎汤送服。

4. 用于“暴发火眼”,红眼作痛,怕光,流泪,身有微热的患者。

本药用量:成人每服4~8片,早晚各服1次,小儿酌减。

三、通宣理肺丸

通宣理肺丸药方来源是由明·王肯堂《证治准绳》参苏饮加减而成。其中有紫苏叶、橘皮、前胡、黄芩、桔梗、麻黄、枳壳、茯苓、半夏、甘草、杏仁11味药。

通宣理肺丸是治疗“风寒咳嗽”的丸药。咳嗽是肺脏疾患。肺司呼吸,开窍于鼻,外合皮毛,因此外邪侵肺也可由口鼻而入,也可由皮毛感受。外感咳嗽可分两种,偏于风热者,已在桑菊感冒片主证中述及。偏于风寒者,症状是:发热恶寒,无汗,头痛身酸,鼻塞声重,咳嗽稀痰,胸闷喉痒等。

通宣理肺丸有紫苏叶、麻黄、前胡发散风寒,宣肺祛痰;有桔梗、甘草、杏仁清咽利膈止咳;有陈皮、半夏、茯苓化痰和中。诸药配合起到发汗解表,宣肺止咳作用。所以本药能治风寒咳嗽。同时,素有咳嗽病根的人,每至秋冬常因感受寒凉发作,初起的时候,也可服用。

其次本药中紫苏叶、麻黄、前胡等用量较重,发汗解表之力较强,故亦可用治发冷发热,头痛无汗、没有咳嗽的感冒。

本药用量:成人每服 1~2 丸,早晚各服 1 次,小儿酌减。

四、藿香正气丸

藿香正气丸是夏季常用成药的一种,它是根据宋·《和剂局方》里藿香正气散处方配制的。其中有藿香、紫苏叶、白芷、大腹皮、茯苓、白术、陈皮、厚朴、法半夏、桔梗、甘草 11 味药。

藿香正气丸主治:发冷发热,头痛胸闷,腹痛下泻,恶心呕吐等症。这些症状的出现,常有两个原因:一是由于夏天过于贪凉,当风露宿,感受风寒;一是由于食生饮冷,把不洁的饮食吃进,造成上述寒邪郁表、湿浊内蕴的现症。

藿香正气丸方中,藿香辛温,芳香化浊止呕;紫苏叶、白芷、桔梗散寒利膈;厚朴、大腹皮燥湿除满;半夏、陈皮降逆止呕;茯苓、白术、甘草和中健脾化湿。诸药配合起到散寒燥湿、芳香化浊作用。

应用藿香正气丸,不要只限于夏季,临床上在其他季节遇到由于外感风寒、内伤饮食出现上述症状时,一样可以应用。

本药用量:成人每服 1~2 丸,早晚可各服 1 次,小儿酌减。

五、防风通圣丸

防风通圣丸,方出金·刘河间《宣明论》。其中有防风、荆芥、连翘、麻黄、薄荷、川芎、当归、白芍、白术、栀子、大黄、芒硝、石膏、黄芩、桔梗、甘草、滑石 17 味药。

防风通圣丸是表里双解药。用在表邪未解,内热壅盛的时候。症状出现：发冷发热，头眩目赤，鼻塞不通，胸膈闷满，大便秘结，小便赤涩，或皮肤作痒。这些症状，都是体内风热壅盛、表里俱实的表现。

防风通圣丸的组成，是用防风、荆芥、麻黄、薄荷疏风解表，使风邪从汗而解；用大黄、芒硝泻热于下，配伍栀子，滑石泻火利湿，使热从二便而解；更用石膏、黄芩、连翘清解肺胃之热，桔梗、甘草宣肺利咽；当归、白芍、川芎养血柔肝，白术健脾燥湿，使散泻而不伤正气。上下分消，表里并治，达到解表通里，疏风清热作用。常应用于以下几个方面。

1. 凡属外感证，表邪未解，内热充斥于里，出现上述症状时，都能应用。

2. 外科疾患如疮疡初起，出现憎寒壮热，大便秘结，小便赤涩等症状时，也可应用。使火邪得去，病自缓解。

3. 风火牙痛，常伴有发热发冷，大便秘结，小便赤涩症状，可以服用。

4. 荨麻疹（俗名鬼风疙瘩，又名风饼），随起随落，刺痒难忍，伴有大便不畅或秘结，服用有效。

本药用量：成人每次可服 6g，早晚各服 1 次，小儿酌减。

（原刊于《中医杂志》1965 年第 12 期）

从师和交友，厚积而薄发

一、从良师，取法乎上

笔者出生在北京市房山县曹章村。1926 年在良乡县高小毕业后，由于家道贫寒，无力继续学业，由人介绍到一家商店学徒，以维持生计。因胞弟患病，贻误于庸医，不胜悲恸，遂立志从医。笔者学医的启蒙老师是岳父赵廷元先生，他开始教笔者习诵《雷公药性赋》、《濒湖脉学》、《医学三字经》、《医宗金鉴》等书。当时年轻好强，常发奋攻读，即更衣亦手不释卷。有一次到姑母家，犹不忘背书。姑母深为感动，资助笔者报考华北国医学院，开始自己真正的医学生涯。

华北国医学院，为北京四大名医之一施今墨先生于 1931 年创建。学院除设立中医课程外，还设有西医基础和临床课程，学制四年。施老任院长，并亲自授课，带学生临床实习。学院所聘教师有许多名家，如赵炳南、陈宜诚、姚季英、赵锡武、杨叔澄、于道济及西医专家姜泗长等，都先后在校执教。学院成立十余载，培养学生五、六百人，毕业后分布全国，而以京、津、冀、鲁、豫等地为多，其中不少人已成为目前中医界的骨干力量。

笔者在该校第三届学习，毕业后，又随施老学习内科。当时先后随师的同学有哈荔田、祝谌予、李介鸣等。在这样优越的环境熏陶下，使自己的学业大有长进。从 1936 年笔者就在施老诊所襄理业务，并从事针灸临床，时达五载余。

在施老亲自教诲下，耳濡目染，心领神会。笔者当时学习的主要方法，清晨背书，白天随师诊病抄方，晚间整理脉案、阅览医书。笔者把老师的脉案按病、按证、按方分别归类，并查阅相应的文献，作笔记，加按语，还常试用治疗，把个人体会也记下来。如此温故知新，反复验证，从中省悟老师的学术经验。

施老治外感热病，擅用清解法。他说："吾侪治疗外感病，首宜辨明表里、寒热、虚实，则层次分明。表病不可只知发汗，且应注意清里。"他根据表里病情的不同，合理配用解表和清里药物比例。在治疗感染性发热疾病（如流感、白喉、风疹、水痘、猩红热、丹毒、流行性腮腺炎、急性扁桃腺炎等）时，常用银翘散加减，宣散风热，清热解毒。其变化甚妙，如夹寒加麻、杏，加重荆芥量，夹血热加生地、丹皮、丹参；热毒重加公英、地丁、紫草、甘中黄；

夹湿加茯苓、大豆卷、通草、绿豆衣；若肢体痛甚，银花用藤，加桑枝；若发疹，加浮萍、蝉衣等。他对紫雪散应用亦别具一格，常在未见神昏谵语时即用，只要高热、便秘、舌红、苔黄，用之腑行热退，不致热陷营血。

施老对内伤病的治疗，重视气血证治。认为“气血”当列于八纲之内，而成“十纲”。且重视调理脾胃，以疏脾、运脾、醒脾为法，培后天之本。

先生习用药物“对偶”，人称“施氏对药”，往往寒热、阴阳、气血、燥润、辛苦之药同用，除沿用古人习惯配伍（如乳香配没药、三棱配莪术）和有效的小方（如左金、枳术、失笑、金铃子散）外，每多创造。众所周知，施老善用山药配黄芪治尿糖高、苍术配元参治血糖高，为中药现代药理所证实，并屡验于糖尿病临床治疗中。他对药物应用，常在古人启发下有所发挥，如蒲黄治中风失语舌强、蝉衣治耳鸣，为先生临证经验心得。

先生对孙一奎《赤水玄珠》和张石顽《张氏医通》尤其推崇，认为是中医内科必读之书，每教笔者等阅读。《张氏医通》为张石顽师生心血结晶，集前贤书百余种，十六卷七十万字，述内科证治，兼及妇、儿、外科。笔者读《张氏医通》，以《内》、《难》、仲景学说为经，后世各家为纬，掌握其辨证纲领，方药运用为要。对张氏个人实案、证治发明，亦每留意，如交肠、百合病，历代较少记述验证治例，张氏书中有载，特录出以供以后参考。对每种疾病，尤其着眼于历代各家在诊治上的认识发展，从中自有收益，以后笔者还参考《古今医案按》等优秀医案，相互参阅，也有不少新意发现。

二、采百花，荟萃群芳

笔者毕生从事中医期刊的编辑创办工作。个人经手主办的杂志，有《中国医药月刊》（1940.6~1943.12）、《中华医药杂志》（1947.10~1948.9）、《北京中医月刊》（1951.5~1954.12）三种。以前者较早,且办刊时间较长,故以为介绍。

《中国医药月刊》创办于1940年6月15日,停刊于1943年12月。除第1卷1~3期外,均于每月1日出版。计4卷(每卷12期,第4卷仅6期),共42期。每期约10~30页不等,发表文章15~20篇,最多时曾达30余篇。老五号字体直排分栏。杂志还分设各项专栏,如长篇专著连载、言论(相当于“学术探讨”)、方药研究、针灸研究、治验与医话、医案、笔记、小品、文苑、家庭医学、读者园地等。先后参加编辑工作的同人,有田小石、张慧中、周纮章(燕麟)、汪浩权(慎之)、魏萱(桐青)、李祖芳、潘兆鹏、谢涌穆(仲墨)、潘树仁等。其中以上海汪浩权先生尤为得力,汪是近代名医章次公先生的学生。

刊物创办初期,由施今墨老师支持,诸同窗好友襄助,自筹资金,本人任社长兼总编。笔者在《创刊宣言》中郑重声明:“今后愿我同道,苟能共同努力,不存门户之见,以学术为前提,不泯灭中医之长,不回护中医之短,利用科学方法,以求治疗之真理,……弃其糟粕,存其精华,祛其空谈,趋于实用,使我国固有之实验医术,追列于世界医林,以发扬我东方之文化。”这就是创刊的主要宗旨。

笔者自己在杂志上发表文章不多,主要有《针灸讲座》、《实用临床诊断学》等。平时除处理社务,还帮助编辑文稿。在旧社会办刊物常常会赔钱,但笔者想到只要中医事业能得到复兴昌盛,个人损失算不了什么。自己在办刊期间,广泛结交医界名流、海内贤达,对理论和实践进行交流、学习,使学术水平大有提高。作为编辑,必须有多方面的知识,才能提出问题、分析问题、解决问题。因此要求自己多看书,多看病,虚心向人求教。凡中医典籍、诸子百家,乃至民间验方、风俗人情,都须涉猎通晓。组稿面要宽,就要作好社会工作,不论是德高望重的名家,还是初出茅庐的青年,都要广泛结交,以便建立刊物的基本作者队伍,为提高杂志质量打好扎实的基础。当时刊物的主要撰稿者,有曹颖甫、陆渊雷、章次公、余无言、时逸人、叶橘泉、聂云台、谭次仲、祝怀萱、樊天徒、汪浩权、朱小南、姜春华、耿鉴庭、沈仲圭、潘澄濂、杨则民、叶劲秋、周介人、焦勉斋、潘树仁、宋大仁等。还有祝谌予、周燕麟、田尔康、张方舆、袁平、夏雨苍、张慧中、魏克逊等同学，也分别为本刊撰稿。为了启迪后学，表彰前贤，自第3卷第1期开始，曾先后刊载当代名医施今墨、肖龙友、孔伯华、汪逢春、陆渊雷、章次公、丁仲英、赵树屏、宋大仁、章巨膺、余无言、朱小南、樊天徒、丁福保、缪铭泽、刘星垣等的个人传略和学术成就，同时骈登照片，为近代中医学史的宝贵史料。

杂志要求“杂”，不仅编辑人员要成为“杂家”，在文稿的形式和内容上也要求“杂”。不仅需要高水平的“阳春白雪”，也需要通俗普及的“下里巴人”。这样才能扩大杂志发行量，达到雅俗共赏的目的，同时为发现、培养中医人才，造成学术民主的好风气创造条件。在全国各地，特别在京、津、沪、冀、鲁等地设分社，并聘请特约撰稿、特约编辑，使本刊在全国各省畅销，成为当时有影响的中医期刊之一。

此后，笔者还主办《中华医药杂志》、《北京中医月刊》，后者于1955年改名为《中医杂志》，即现在的《中医杂志》的前身。

三、重积累，循序渐进

笔者在临证实践中，有个重要体会，就是读书、看病，都有个积累的过程，由少到多，由简到繁，由易到难，一点一滴，日积月累，聚涓滴而成江河。试以脾胃学说为例述之。

（一）用古方，妙在师心化裁

脾胃病证为临床常见，对脾胃虚弱、中气下陷的内伤发热，人皆知用补中益气汤，即“甘温除大热”法。开始，笔者亦套用此方，主治此证每效。后又发现许多病人在治疗发热的过程中，其他症状也随之痊愈，引起了自己的重视。嗣而对此留心观察，将之记录，汇集成册。如有医者王某，患内痔便血，自用补中益气汤无效，余诊之为中气下陷，脾不统血，药证相符，又何以东垣方失灵？窃思痔血尚有大肠血热一层，自古用槐花散凉血清热，故参合二方用之竟效。并试用于其他痔血病人亦效，其处方为：黄芪 15g，党参 12g，白术 10g，当归 10g，升麻 5g，槐米 10g，地榆 12g，侧柏叶 12g，陈皮 5g，柴胡 3g，甘草 5g。每用 5 剂即血止，继服 10 剂巩固。自此，笔者习用补中益气汤，参以他方，治中气下陷诸疾。如习惯性流产，用原方加阿胶、艾叶、续断、杜仲、桑寄生之补肾固胎；脱肛，用原方加防风、枳壳，即合三奇散，能升提益气；用原方加川芎（2.4g）、防风治脾虚久泻，源于尤怡《金匮翼》，但总不出东垣补中益气升阳。可见用古方，关键在于师其心、用其法，灵活化裁，方可积累自己的经验。

（二）学理论，贵乎溯源探流

从东垣补中益气汤的应用开始，笔者反复阅读东垣的《内外伤辨惑论》、《脾胃论》、《兰室秘藏》，从中得到不少启发。特别是《脾胃论》大量引证《素问》、《灵枢》经文，阐畅脾胃学说，发难解惑，倡升降理论，制补中升阳诸方。由此，笔者重点从脾胃生理、病理、病证、治法、方剂、药物各方面，对脾胃学说理论进行溯源探流，并将相类、相反的方面加以综合比较。如《内经》“人以胃气为本”和李中梓的“脾为后天之本”；《内经》“阳道实，阴道虚”和《伤寒论》阳明“胃家实”，太阴脾不足；东垣升脾阳，天士养胃阴；东垣“调脾胃以治五脏”和景岳“治五脏以调脾胃”。诸此种种，以名句、名方，主法、主药，分门别类，积累汇总，做分类卡片。其中特别欣赏张仲景《金匮要略》“四季脾旺不受邪”和周慎斋“诸病不愈寻到脾胃而愈者颇多”之语，并联系实际，用于临床。如有一“再障”病人，六年病史，选用西药和补肾养血中药无效，虽有五脏俱虚之证，但虚不受补，见其腹满，纳呆，便溏，苔腻，为寒湿困脾，投以藿香正气合平胃散，苦温燥湿，醒脾开胃，俾寒湿除而中土始健，谷气充则五脏得养，继以补气养血诸法，病情终于好转。除此之外，笔者还试用调理脾胃之法，治疗乳糜腹水、血紫质病、冠心病等疑难疾患，亦获佳效。

（三）勤思索，总结经验教训

笔者不仅习惯积累成功的经验，也注意从临证措手的病例中总结失败教训。记得在江西永修县临证，曾有一批小儿夏季热患者，见发热，烦渴，尿频，纳呆，便溏，舌红，脉虚数。初辨证为阴虚暑热，以养阴清暑罔效。筹思良久，上渴下尿为辨证着眼，乃津液敷布失常。“脾为胃行其津液”，津液之病，应以脾胃枢机调节为要。又见发热，纳呆，便溏，舌红，脉虚数，显系脾阴不足，虚阳外浮所致。故投以陈无择六神散、《局方》参苓白术散等，用大量山药、扁豆、芡实、莲肉滋润脾阴，兼合参术苓草健脾益气，脾土健则津液输布，脾阴复而暑热自消，终以全功。

同时，笔者还常从别人治疗失败的病例中总结教训，积累经验。曾有刘姓婴儿，六个月，患肺炎，用青、链、红、庆大霉素无效，除发热无汗、咳喘痰鸣、憋气抬肩外，继起呕吐、厌食，且腹泻日5~20次，大便呈绿色黏液状。询问其母，患儿平日消化欠佳，每易腹泻、呕吐。自服西药红霉素后，出现呕吐腹泻等症，可见脾胃已伤，为脾气不升、胃气失降所致。故嘱停用西药，节制哺乳量，以护胃气。上喘下泻且发热，俗谓“漏底伤寒”，如治喘以宣肺易伤脾胃，治泻需调中又碍肺实。笔者思索，病情复杂，脾虚为本，肺实为标，当先治标后治本。用小青龙加黄芩汤（原方为石膏，因脾虚石膏不宜，易以黄芩）二剂，得汗后改投健脾和胃之参苓白术散以培土生金得效。

（四）精选药，反复推敲斟酌

对药物的应用，笔者也不断在临证中积累经验，反复推敲，比较同类药物之异、异类药物之同。

如临床常用行气药物治脾胃气滞病证，有香附、乌药、木香、砂仁、陈皮、枳壳、厚朴、槟榔、大腹皮、蔻仁等，其辛香温燥，具止痛、除满、解郁、化痰、祛湿、和胃、运脾作用，部分药物还有平喘、活血、疏肝、通下的功效，但因辛燥又易耗气灼津，故不宜久用。以后在临证中发现《济阴纲目》加味乌药汤不仅可治妇人气滞痛经，对脾胃气滞病证亦效。方内乌药、香附、砂仁、木香四味行气，药性平和，且同中有异、异中有同。如香附行气而疏肝解郁，长于止痛；乌药行气除满，对胸腹痞满皆宜；木香行气而宽中止泻，对腹泻下利较宜；砂仁行气而醒脾开胃，能芳香化湿。临床常酌选其中二、三味小量（3~5g）配用，每取良效。

再如脾胃不和，胃气上逆，见呕吐、嗳气、呃逆、吞酸等，笔者每以降逆和胃法，选旋覆花、代赭石两药。起初，笔者套用仲景旋覆代赭汤，时效时不效。后辨为脾胃虚者用原方较合适，如有肠胃实热见便秘、口干、苔腻者，则去参、草、枣，加瓜蒌、风化硝、大黄、枳实，降逆通下合用。可见选药精当必须在正确辨证基础上，始能积累合理的经验。

对越鞠丸、戊己丸、半夏泻心汤、枳术丸等方，笔者用药配伍比例亦视病人体质、证候的寒热虚实而定。如枳术丸虚重白术，实重枳实；戊己丸，寒君吴萸，热君黄连；越鞠丸，香附、川芎、苍术、神曲、山栀治“六郁”，亦辨气、血、湿、痰、食、火郁的不同，而出入化裁。

在用药时，笔者每悉心体察。如逍遥散有薄荷以芳香解郁、升清理气，用量小，配伍妙，后酌加于脾胃方药中亦效。仿其义，改用荷叶、藿香叶，亦奏异曲同工之效。再在降逆方中加苏叶、枇杷叶，又取止呕肃肺之功。以上均为叶类药，荷叶、薄荷升清，杷叶、苏叶降浊。这样不断积累经验，看似寻常，从中亦可得到不少东西。

四、善归纳，执简驭繁

做学问，不仅要重于积累，而且要把积累的东西归纳为简要的纲领，执简驭繁，指导临床。

在肝病证治上，笔者重点学习《内经》、《难经》、《巢氏病源》、《千金》、《西溪书屋夜话录》、《笔花医镜》、《脏腑药式笺正》，乃至近人赵树屏、秦伯未等同道论肝的理论著作。但总感到肝病临床多见，而理论却头绪纷杂，故在上述基础上，用归纳法总结为以下几点：

（一）肝的生理

“肝为将军之官”，主谋虑而藏魂，与现代解剖学神经系统有关。“肝藏血”，“人卧则血归于肝”，贮藏血液，调节血量，与血循环相关。肝体阴而用阳，为二者的结合。

（二）肝病治法

肝病治法，一为养肝体，二为制肝用。养肝体乃养阴、养血，亦可从脏器相生方面着手；制肝用乃安镇、疏理，亦可从脏器相制方面着手。时或二者兼用。

（三）肝病证治分类

1. 肝郁　以情志抑郁致，每见胁肋胀痛等。法以芳香辛散，疏肝解郁。方以四逆散、柴胡疏肝、逍遥、越鞠。药用柴胡、香附、川楝、佛手、橘叶、青皮等。兼火加芩、栀。

2. 肝火　气有余便是火，从肝郁而来。症见面红，目赤，口苦，耳鸣，头痛，舌红，苔黄，以头面部症状为主。属实热体壮者，用清泻法，方如当归龙荟丸、龙胆泻肝汤。如症状较轻，或热盛而体虚，则当轻剂泻火，方如丹栀逍遥、青蒿鳖甲汤，用桑叶、菊花、丹皮、丹参、栀子、茵陈、夏枯草、青蒿等。

3. 肝风　或由火，或由气郁，或由阴亏血少来。属内风，风性动摇，善行数变，症见眩晕，震颤，抽搐，皮肤自觉如虫行。治宜熄风于内，不可辛燥灼液伤津。方如天麻钩藤汤，热盛发痉以羚角钩藤汤，血燥风动以黄连阿胶鸡子黄汤，阴虚风动以三甲复脉汤。

4. 肝虚　多为阴血不足；又因乙癸同源，故肝阴不足可兼肾阴虚证。肝阴虚不能潜阳，故又为阴虚阳亢。补肝血用四物、当归补血汤；补肝阴以一贯煎、杞菊地黄汤。如阴血不足，症以疼痛为主的可以柔肝法，用芍药甘草汤、当归芍药散。如肝虚不摄，血不内藏，则以胶艾四物加止血药，常用于妇人崩漏，如肝虚不固，血不养胎之滑胎或不孕，常以胶艾四物合补中益气汤。

5. 肝寒　肝病大多偏热，但间亦有寒证。肝之实寒证，如积聚癥瘕宜于温化，以《沈氏尊生书》血癥丸。肝之虚寒则投以景岳暖肝煎。

6. 肝阳　肝阳上越，或由肝血不足，或由肝肾阴虚，或由肝火上升所致。肝血不足所致者，用柔肝潜阳，四物汤加潜阳药。肝火上升所致者，用平肝潜阳，加味磁朱丸、龙骨牡蛎汤。肝阴不足所致者，以滋阴潜阳，杞菊地黄汤加潜阳药。潜阳药有龙骨、牡蛎、磁石、石决明、珍珠母、代赭石等，选 2~3 味即可，量宜大而先煎。

这样归纳，将错综复杂的肝病分为六类，以虚实寒热阴阳辨证，便于临床使用，也适于授徒教学。当然这还是要在正确掌握辨证论治思想的基础上，才能灵活出入，否则就会成为无源之水、无本之木。此外，笔者曾将理脾治法，归纳为益气、升举、温中、清热、理气、固涩、通下、祛湿、养阴、消导十法，以攻和补为纲。攻法为通下、理气、清热、祛湿、消导，补法为益气、升举、温中、固涩、养阴。凡此种种，可知归纳在学习过程中的重要性。

总之，做学问，干事业，必须要从良师，交知友，为事业打好基础。善归纳，重积累，熟读，精思，妙用，亦所谓“厚积而薄发”，尤为学习过程中不可缺少。这就是笔者一点浅薄的体会，提出来供大家参考。

（原刊于《山东中医学院学报》1982 年第 6 期）

《临床综合征的中医治疗》序

现代医学临床各种疾病，凡病因病理未能明确者称谓“综合征”。此类患者，求治于中医者，亦复不少。其证大多寒热虚实错杂、外感内伤合并，治疗颇需较长时间。历史上不少综合征的临床表现于诸家医学文献中，如白塞综合征与《金匮要略》的狐惑病几近相契即是一例。吾于临床凡有综合征诊断者，每反复辨治以岐黄本源出发而自出机杼。如梅尼埃综合征用滋阴潜阳法，席汉综合征用阴阳并补法从肾而治，雷诺综合征用祛风解毒清利湿热法而有效。“药当通神”之说是中医同行的一句老话，对于中医药治疗也是如此。

张兆臣同学毕业于山东中医学院，临床多年，刻苦好学，勤奋上进。20世纪70年代，曾侍诊于余，有师生之谊。他在业余时间披览古今医书寻拣各家经验，凡五载春秋，而成《临床综合征的中医治疗》一书。书成之后交我审阅。阅后觉其内容丰富，资料翔实，包括了200种西医学综合征的中医治疗而又能融中西医学体系于一炉，反映了古今医家的有关经验，对读者临床不无启迪。中医后继有人，后继有术，是书之作可为证明。有感于斯，率以为序。

（1988年）

《睡眠障碍的中医治疗》序

睡眠障碍，古代谓之不寐，现代称之失眠。病属常见，但医治起来又往往较难。随着中国现代化和社会主义市场经济的发展，人们生活节奏加快，竞争意识增强，睡眠障碍有逐渐增多的趋势，并已引起了医学界的关注。

中医学对睡眠障碍的研究源远流长，早在《黄帝内经》中即有半夏秫米汤治疗胃不和卧不安的记载。汉代张仲景创黄连阿胶汤、桂枝加龙骨牡蛎汤、酸枣仁汤等名方,疗效显著。唐宋以降,历代又各有发挥,内容散见于各家著作之中。近年来,中医治疗睡眠障碍更有新的发展。然而迄今为止,有关中医睡眠理论和睡眠障碍的治疗方法尚缺乏系统的整理和总结,更未见有此类专著问世,似有璞玉未琢之憾。

我的学生徐凌云、高荣林同志,早年毕业于北京中医学院,后随我学习已越十载。凌云同志于1991年正式拜师于我,成为我的学术继承人。他们多年来潜心于中医临床工作,特别对治疗睡眠障碍颇有研究,造诣甚高,几易寒暑,孜孜不倦,著有《睡眠障碍的中医治疗》一书。书稿既成,送我审阅,我有幸先读,甚感欣慰,恰如我愿。书中全面系统地阐述了常见的13种睡眠障碍,以中医的五脏六腑、四诊八纲为辨证方法,以治心神、调阴阳为重点,针对不同情况,按痰热、食积、郁火、瘀血等因而辨证施治,既有古人医案介绍,也有作者本人的临床经验。理论阐述简明扼要,深入浅出,病证条分缕析,治疗切合实际,确是一本好书,愿向医界同道推荐。谨为之序。

(1984年)

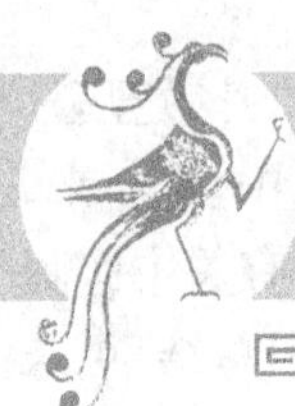

参考文献

1. 段荣书．董德懋医疗经验琐谈．中医杂志，1981，22(2)：9
2. 张世筠．董德懋治肾经验．湖北中医杂志，1982，(3)：5
3. 董德懋．脾胃学说浅谈．北京中医，1984，(2)：6
4. 董德懋，张鸿恩，孙方君，等．久热治验2例．中医杂志，1984，25(8)：22
5. 徐凌云．董德懋医话三则．山西中医，1987，3(2)：38
6. 徐凌云．董德懋谈外感病与解表法．黑龙江中医药，1987，(3)：1
7. 董德懋．"治脾胃以安五脏"一例．北京中医，1992，(1)：7
8. 董志华，徐凌云．董德懋治疗胆石症术后严重呕吐1例．中医杂志，1992，33(4)：54
9. 徐凌云，董志华．董德懋治疗慢性溃疡性结肠炎验案3则．山西中医，1994，10(1)：11
10. 徐凌云，董志华．董德懋治疗克隆病验案1则．山西中医，1995，11(5)：28
11. 徐凌云．董德懋清解外邪学术思想探讨．光明中医，1996，11(3)：17
12. 徐凌云．董德懋教授运用补中益气汤的经验．中医函授通讯，1996，15(3)：20
13. 徐凌云．董德懋调气积精全神学术思想探讨．中医杂志，1996，37(5)：278
14. 徐凌云．董德懋治疗慢性溃疡性结肠炎经验．中医杂志，2003，44(3)：173
15. 赵金铎，路志正，谢海洲，等．医论医话荟要．北京：人民卫生出版社，1984
16. 傅世垣．中国中医研究院人物志．北京：中医古籍出版社，1995
17. 王凤歧．中华名医特技集成．北京：中国医药科技出版社，1996：97
18. 邱德文，沙凤桐，熊兴平．中国名老中医药专家经验集（第四卷）．贵阳：贵州科技出版社，1997：673-713